A Gratidão transforma

Marcia Luz

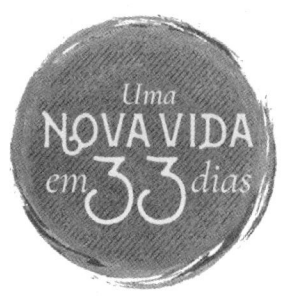

Uma Nova Vida em 33 dias

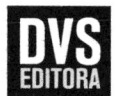
DVS EDITORA

www.dvseditora.com.br
São Paulo, 2016

A Gratidão Transforma
Uma nova vida em 33 dias

Copyright© DVS Editora 2016
Todos os direitos para a território brasileiro reservados pela editora.

Nenhuma parte deste livro poderá ser reproduzida, armazenada em sistema de recuperação, ou transmitida por qualquer meio, seja na forma eletrônica, mecânica, fotocopiada, gravada ou qualquer outra, sem a autorização por escrito do autor.

Contato: empresa@marcialuz.com.br / www.marcialuz.com

Capa: Marina Avila
Diagramação: Spazio Publicidade e Propaganda

Dados Internacionais de Catalogação na Publicação (CIP)
(Câmara Brasileira do Livro, SP, Brasil)

```
Luz, Marcia
    A gratidão transforma : uma nova vida em 33
dias / Marcia Luz. -- São Paulo : DVS Editora, 2016.


    Bibliografia
    ISBN 978-85-8289-121-6


    1. Desenvolvimento pessoal 2. Felicidade
3. Gratidão (Psicologia) 4. Motivação
5. Transformação (Psicologia) I. Título.
```

16-02364   CDD-158.1

Índices para catálogo sistemático:

1. Gratidão : Desenvolvimento pessoal :
      Psicologia aplicada   158.1

Dedico este livro a Cleide Beatriz Darella,
Maria Teresa Kretzer e
Néia Lehmkuhl Martinez,
anjos que escolhi para madrinhas de meus 3 filhos,
e pelas quais tenho eterna gratidão.

Agradecimentos

Este livro só se tornou realidade porque tive apoio de pessoas fantásticas que estiveram ao meu lado nessa trajetória. São elas:

Meus pais, Maria e Benigno Gago, que desde muito cedo, quando eu mal sabia falar, me ensinaram a juntar minhas mãos e agradecer a Deus;

Meu marido e companheiro de todas as horas, Sergio Reis, incansável na tarefa de dar forma aos meus sonhos;

Meus três filhos, Guilherme, Natália e Juliana, que dão sentido à minha vida todos os dias;

Minha audiência maravilhosa, que participou da escolha do título, votação da capa e compartilhando suas histórias de transformação de vida a partir dos exercícios de gratidão;

Cinco mulheres fabulosas: Ana Claudia Marques, Ana Cristina Lima Neves, Gilda Moura Guimarães, Noemí M. Santos e Shirley Pereira Morata, que generosamente enviaram sugestões de exercícios de gratidão para este livro;

A superequipe de profissionais da DVS Editora e principalmente ao Sergio Mirshawka, meu editor, que possui a fabulosa capacidade de materializar meus sonhos;

A todos aqueles que já participaram de meus treinamentos, palestras, seminários, dividindo comigo suas lições de vida e o poder da gratidão em suas vidas.

Peço a Deus, eterna fonte de bênçãos e generosidade, que ilumine a vida de cada um de vocês!

ÍNDICE

Como tudo começou.. 1

PRIMEIRA PARTE
A Psicologia da Gratidão
7

Você é o criador de sua realidade.. 9
Tudo depende de seu grau de satisfação................................ 15
O caminho mais poderoso de todos.. 21
O significado da gratidão.. 27
A maturidade psicológica e a gratidão................................... 35
A gratidão como caminho de libertação das mágoas........... 43
Você é o comandante do navio 51
O poder do aqui e agora.. 59

SEGUNDA PARTE
A Jornada da Gratidão
65

Preparando-se para começar 67
Quais são os seus sonhos? 73

Dia 1: O Caderno da Gratidão 79
Dia 2: O Pote da Gratidão 83
Dia 3: A Pedra da Gratidão 85
Dia 4: O Tempero da Gratidão 87
Dia 5: Seu corpo é templo de gratidão 91
Dia 6: Os 100 passos da gratidão 97
Dia 7: O Banho da Gratidão 99
Dia 8: O Decreto da Gratidão 101
Dia 9: Relacionamentos abençoados 105
Dia 10: Transformando problema em benção 107
Dia 11: Uma revisão interna 111
Dia 12: Olhe para si mesmo 115
Dia 13: Absorvendo a energia do Sol com gratidão 117
Dia 14: Reverencie seus antepassados 121
Dia 15: As influências marcantes 125
Dia 16: A gratidão e o perdão 127
Dia 17: Que sorte eu tenho! 131
Dia 18: A corrente do bem 133
Dia 19: Amigo do dia 135
Dia 20: Agradeça mesmo assim 139
Dia 21: Recadinhos do coração 141
Dia 22: Inconvenientes são lembretes de gratidão 143
Dia 23: Gratidão no aqui e agora 147
Dia 24: Substitua reclamação por gratidão 151

Dia 25: Gratidão e prosperidade financeira 155

Dia 26: Eu tenho uma mente milionária..........................161

Dia 27: A gratidão no trabalho 165

Dia 28: O jogo da apreciação..169

Dia 29: Reconhecimento do amor recebido 173

Dia 30: Lago ou copo 179

Dia 31: Saudade sim, tristeza não...183

Dia 32: A gratidão pelo amor...187

Dia 33: A Carta da Gratidão...189

Faça da sua Jornada um Estilo de Vida 193

Bibliografia Consultada...197

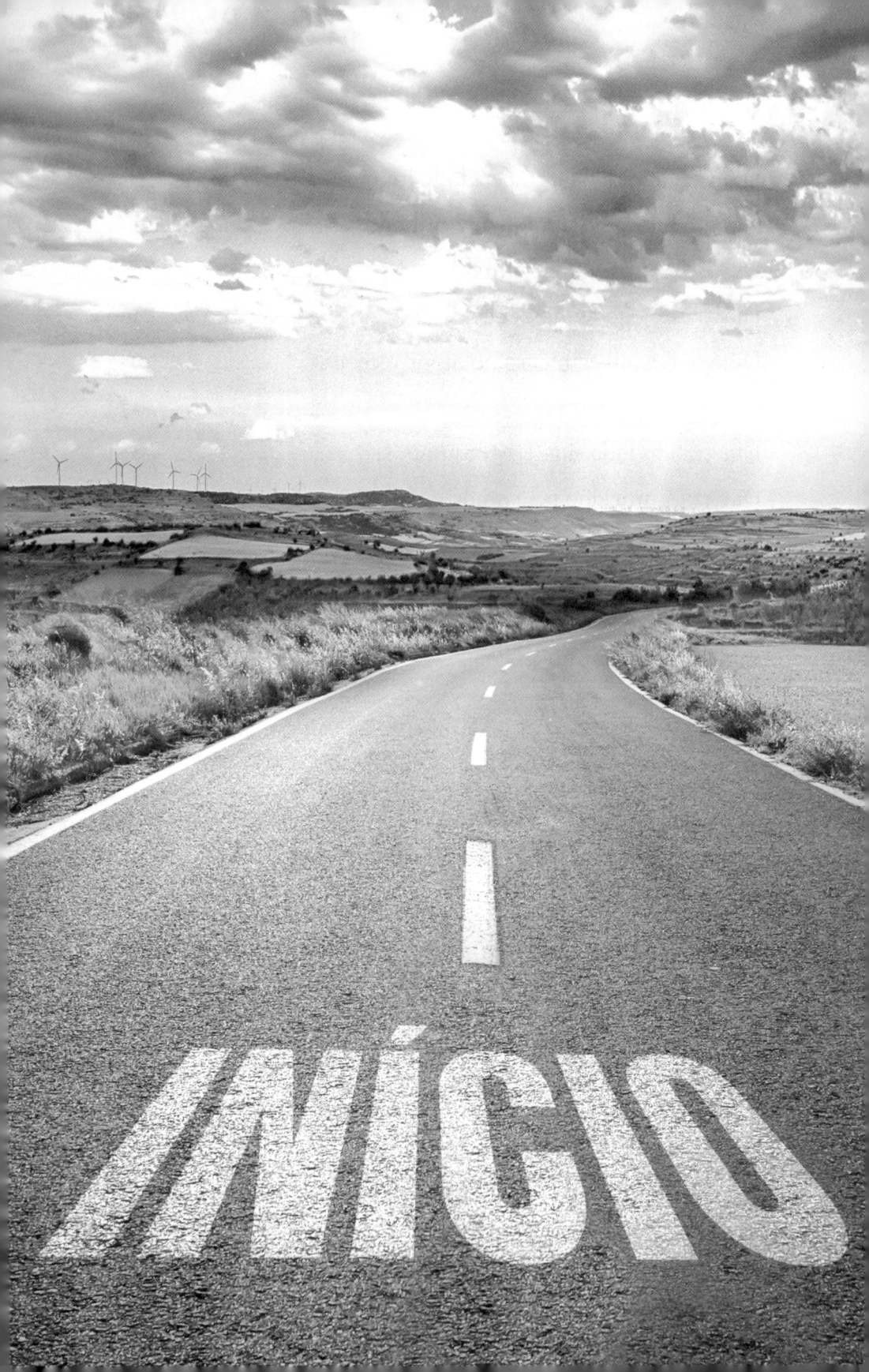

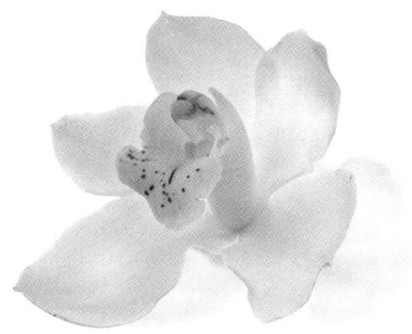

Como tudo começou...

Confesso que sempre fui uma pessoa cética. Cética e crédula. Hiii! Essa conversa começou estranha... Como assim, se a princípio os dois conceitos são opostos? Ok, eu explico. O meu lado cético é meio como São Tomé, que precisou colocar o dedo nas chagas de Cristo para acreditar que era ele mesmo, ressuscitado, e não alguma farsa para ludibriar seus seguidores. Tomé não duvidou de Cristo, mas precisou de provas que comprovassem que se tratava de um verdadeiro caso de ressurreição. Deve ter sido esse lado que me levou a fazer mestrado em Engenharia de Produção, porque eu precisava tangenciar e trazer para o plano real tudo o que faculdade de Psicologia havia me ensinado em matéria de desenvolvimento humano. Agora tem outro lado em mim que acredita em quase tudo, ou que no mínimo dá um voto de confiança até que meu lado cético investigue e constate se aquele é um caminho viável ou não. Parto do pressuposto que jogar uma incrível oportunidade de crescimento no lixo sem antes testar, por pura incredulidade, é, no final das contas, estupidez!

E foi isso o que aconteceu quando comecei a estudar sobre a Lei da Atração: fiz questão de ir até a base dos fenômenos, de procurar entender como eles ocorriam, pois percebi claramente que havia ali uma possibilidade para ajudar os meus alunos, a minha audiência, a conquistar a felicidade e o sucesso que tanto almejam e merecem.

Não consigo me conformar com a escassez, com o sofrimento e com a doença. Sei que coisas ruins também acontecem para pessoas boas, mas isso precisa ser uma oportunidade de aprendizagem, e não um destino do qual não se pode escapar. Então, se existe uma forma para construção da realidade, fiz questão de conhecê-la mais profundamente e assim colocar esse conhecimento à disposição daqueles que cruzarem o meu caminho.

E ao aprofundar os estudos sobre a Lei da Atração, descobri que o ingrediente mais poderoso no processo de transformação da vida das pessoas é a GRATIDÃO. Acompanhe-me nas próximas páginas e você terá a oportunidade de mudar a sua vida e a sua realidade para muito melhor. E como estamos falando de ciência e não de misticismo, pouco importa se você acredita ou não. Apenas pratique e constate, como o meu lado engenheiro costuma fazer. E o meu lado psicóloga ficará aqui vibrando com todas as bênçãos que o Universo começará mágica e cientificamente a trazer para a sua vida a partir de agora.

No entanto, preciso fazer um alerta para que você aproveite todos os ensinamentos deste livro e para que eles realmente tenham esse poder transformador. Fique ligado nos mecanismos de defesa de sua mente. É o seguinte: temos a tendência de permanecer na Zona de Conforto em nossas vidas, ainda que bem lá no fundo as coisas não estejam confortáveis de fato. Você já deve ter ouvido expressões do tipo: "Tá ruim, mas tá bom", "Mas vale o mal conhecido do que os possíveis horrores do desconhecido", "Tô na merda, mas tá quentinho". Pois bem. O que existe por trás destas frases é um profundo medo das mudanças, de ter que lidar com variáveis que você ainda não experimentou. E um dos mecanismos que sua mente utilizará para te impedir de mudar é o que eu chamo de "eu já sei". Muitas coisas tratadas neste livro você já leu, já viu em outros lugares, já estudou e sua tendência será arrogantemente dizer "Eu já sei". E aí é que mora a armadilha do seu cérebro. Como você já sabe, tende a descartar e seguir adiante. A grande pergunta é: sabe mesmo? Então por que ainda não pratica em sua vida? Lembre-se: saber e não fazer é ainda não saber.

Acredite: a gratidão transforma cada um dos aspectos de sua vida, e se algum deles ainda não está funcionando como você gostaria, é porque não está utilizando na dosagem adequada o que a gratidão pode te oferecer. Então, todas às vezes, durante a leitura deste livro, que sua mente disser "eu já sei", pergunte-se: "Sei mesmo? E de que forma tenho praticado? Será que posso fazer mais e melhor a partir de hoje para usufruir de todos os benefícios dessa aprendizagem?"

Nas próximas páginas você vai entender como o poder da Gratidão funciona, pois a sua mente consciente precisa dessas explicações para ficar confortável com a segunda parte deste livro, na qual vamos partir para a prática e colher os frutos que essa maravilhosa ferramenta de transformação trará para você.

Děkuju
Thanks
Спасибо
Gracias
Ďakujem
Merci
多謝
Pilámaya
Ahxéhee
Mersi

Primeira Parte

A Psicologia da Gratidão

(Ou o que o seu lado cético precisa aprender para colocar em prática esses valiosos ensinamentos)

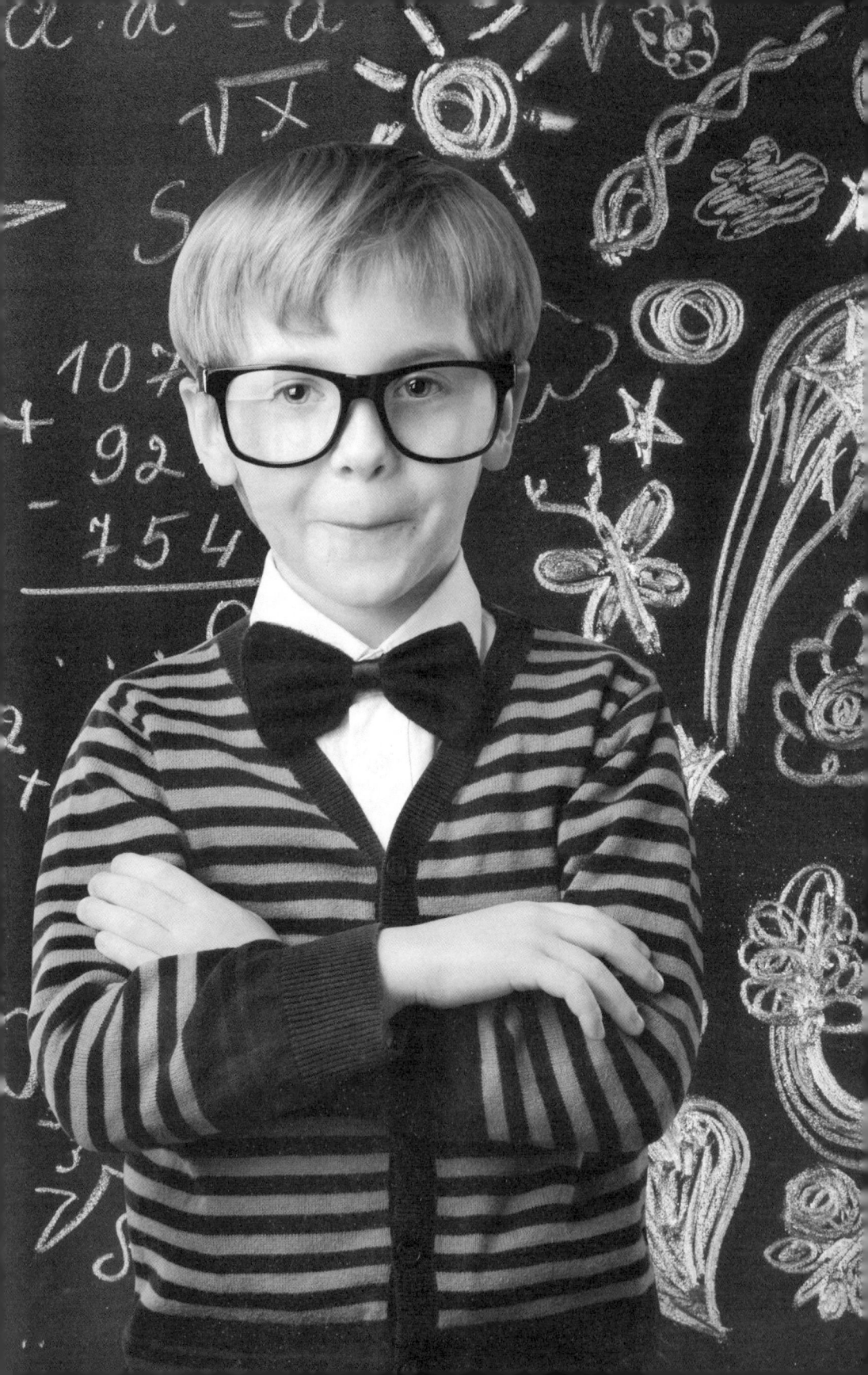

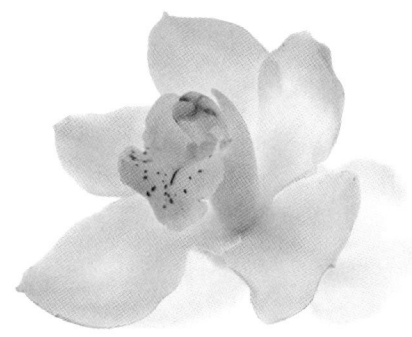

Você é o criador de sua realidade

Vamos começar relembrando alguns princípios básicos que você estudou em suas aulas de ciências e possivelmente agora tudo aquilo que parecia chato e enfadonho fará sentido e terá utilidade prática em sua vida. Então vamos lá.

Toda matéria é feita de átomos e cada átomo tem um núcleo, contendo prótons e nêutrons, em torno do qual orbitam os elétrons. Por sua vez, os elétrons giram em torno do núcleo de "órbitas" predeterminadas ou níveis de energia que asseguram a estabilidade do átomo. Acontece que os elétrons podem ser levados a assumir órbitas "mais elevadas", pela adição de energia, ou podem desprender energia quando caem para uma órbita "mais baixa".

Se estiverem "alinhados", os átomos criam uma força motora, trabalhando todos na mesma direção, como ocorre com os metais que podem ser magnetizados alinhando suas moléculas numa única direção, criando os polos positivos (+) e negativos (-).

E o que isso tem a ver com sua vida? O homem também é feito de átomos, que por sua vez se dividem em quarks, que dão origem a supercordas ou neutrinos, que em última instância são pura energia. Isso significa que **TUDO É ENERGIA,** a qual se manifesta de diferentes formas.

O Universo e a realidade são formados, puramente, por energia, e esta energia se manifesta como onda. E há uma conexão direta entre a energia, nossos pensamentos e o mundo da matéria que nos cerca.

Um dos cientistas que teve maior colaboração nesse ramo do conhecimento foi Thomas Edison, inventor da lâmpada elétrica. O desafio de Edison consistia em achar um material que ficasse incandescente quando a corrente elétrica passasse por ele e depois transformar esse material num fio fino, um filamento. Isto porque Edison percebeu que se pegasse um filamento metálico esticado e desse um pequeno toque, a vibração naquela faixa de frequência geraria o som; aumentando a grossura da barra metálica, teria mais oscilação e produziria o calor. E intensificando ainda mais a frequência da oscilação, obteria a luz.

Para não ter que fazer vibrar um vergão de aço, precisava diminuir este filamento sem perder as oscilações numa frequência maior. Acontece que o filamento primeiro produzia o som, depois o calor e quando chegava ao resultado desejado por Edson, ou seja, a produção da luz, acabava por oxidar, pelo contato com o ar. Edison constatou que esse filamento precisaria ficar isolado dentro de um bulbo de vidro do qual o ar tivesse sido retirado, para não oxidar. Mesmo no vácuo, porém, todas as dezenas e dezenas de filamentos diferentes testados pela equipe de Edison queimavam em poucos minutos. Durante mais de um ano, ele e seus assistentes faziam e testavam filamentos de todos os materiais possíveis e imagináveis. Foram mais de 1.600 testes até que chegaram ao fio de algodão carbonizado, quando em 21 de outubro de 1879 a lâmpada brilhou 45 horas seguidas.

Dando prosseguimento às pesquisas, o cientista Thomas Edison descobriu que há algo que pode fazer com que a energia se module numa frequência mais alta do que a da luz: é a força do pensamento. Isto quer dizer que quando você pensa e sente, gera ondas formando um campo eletromagnético que atrai energia na mesma frequência em que você emite, porque pensamento é radiação elétrica.

Fazendo uma comparação grosseira, funciona como um botão de rádio: se você conecta na Atlântida, vai ouvir músicas que estão naquela frequência de onda; se conecta na Jovem Pan, ouvirá outro tipo de música. Da mesma forma, nossos pensamentos são forças eletromagnéticas que atraem tudo aquilo que pensamos.

Deixe-me ser ainda mais específica para corrigir uma informação equivocada que a maioria das pessoas tem sobre a Lei da Atração: na realidade, o correto não é dizer que as coisas são atraídas. Elas já estão aí, à sua volta, tanto as boas quanto as ruins, assim como as ondas de música, neste exato momento. Então por que você não está ouvindo? Porque não está na frequência certa.

Você atrai para a sua vida, ou melhor, você enxerga na sua vida, qualquer coisa à qual dedica atenção, concentração e energia, seja em termos positivos ou negativos.

É como se as bênçãos e maldições da vida fossem frutas numa grande feira, frutas invisíveis, que já estão lá, mas não a seu alcance. Quando você vibra na frequência das bananas, enxergará bananas e poderá pegá-las; quando vibra na frequência dos abacaxis, só vai ver abacaxi e sua vida ficará repleta deles.

Os pensamentos geram ondas eletromagnéticas e quando os picos de duas ondas se chocam, cria-se uma interferência construtiva. Na Mecânica Quântica, isso significa que é possível criar qualquer realidade material a partir de um "oceano de energia potencial infinita".

Uma das leis do físico Isaac Newton nos diz que "A cada ação existe uma reação de mesma intensidade no sentido contrário". Isto quer dizer que se você sintoniza num campo de energia de mágoa e de tristeza, mais mágoa e tristeza serão atraídas para a sua vida.

E a grande pergunta que você pode estar se fazendo nesse momento é: onde fica esse bendito botão que está sintonizado no canal errado e como faço para modificar a sintonia? É o que eu vou te ensinar a seguir.

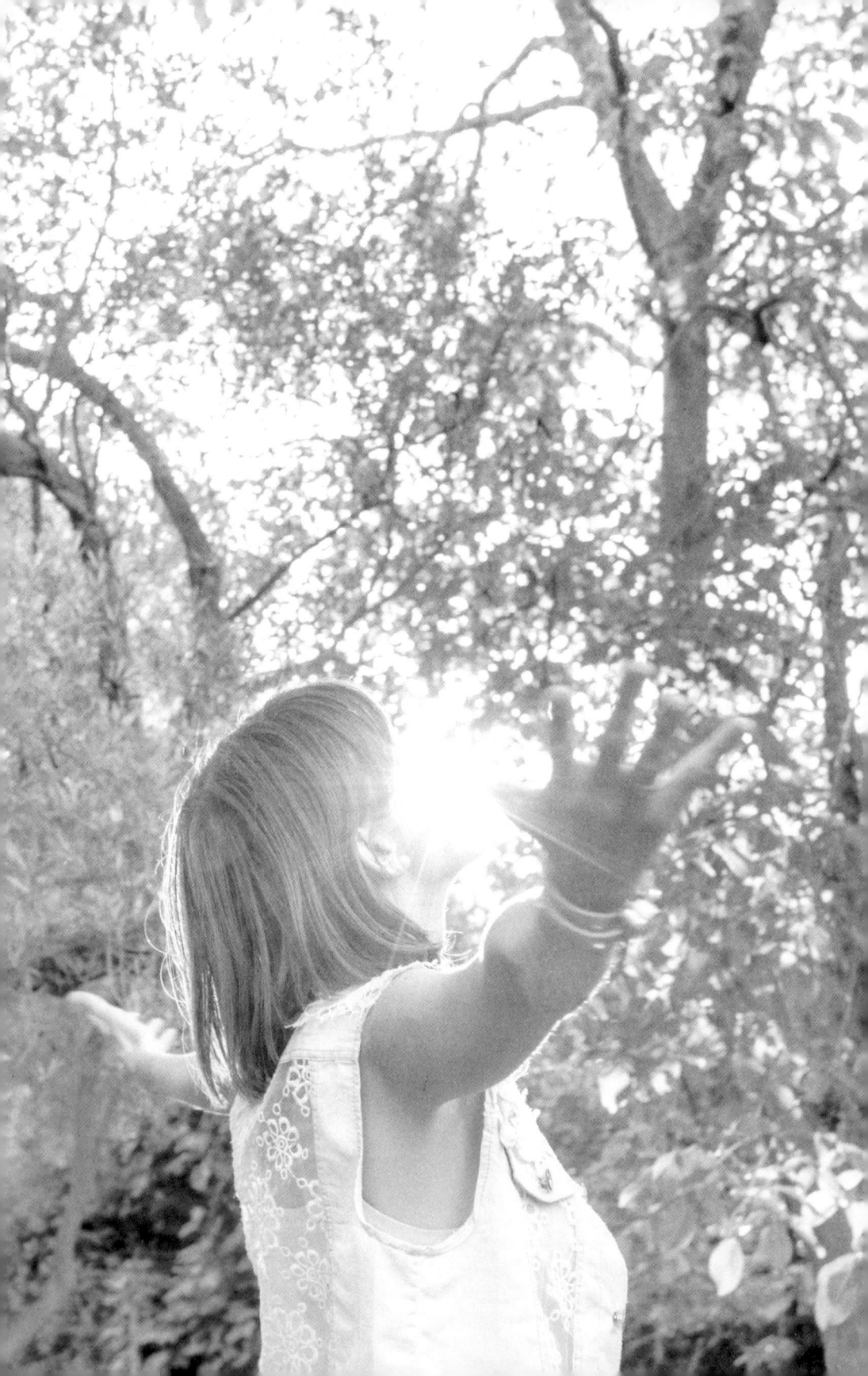

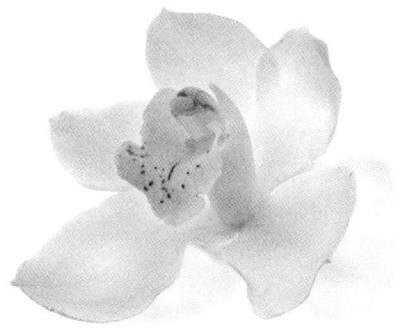

Tudo depende de seu grau de satisfação

Somos seres vibracionais. Através dos seus pensamentos e sentimentos, cada um cria em torno de si um campo de energia que interage com o Universo, que por sua vez trará para você mais acontecimentos da mesma vibração. É por isso que existe um dito popular que afirma que "desgraça nunca vem sozinha". E você já observou como isso é verdade? Quando um problema estoura, imediatamente vem acompanhado de mais um, e mais um e assim sucessivamente. Maré de azar? Claro que não. Observe em qual frequência você sintonizou o seu rádio interno. Ou você muda isso, ou não se surpreenda com o tipo de música que a vida continuará tocando para você. Assim, se você anda chateado, você está dizendo ao Universo que está insatisfeito e, deste modo, vai atrair mais situações geradoras de insatisfação.

Por outro lado, pessoas com maior acúmulo energético positivo atraem mais coincidências, sorte, oportunidades. Isso acontece porque quanto maior o grau de SATISFAÇÃO, maior o campo eletromagnético.

Basicamente, vibramos na frequência positiva ou negativa e o que define essa frequência são nossos pensamentos, que se traduzem em sentimentos. Em outras palavras, qualquer sentimento faz com que você emita uma vibração que pode ser positiva ou negativa. Paz, alegria, amor, entusiasmo, gratidão, abundância, esperança, conforto, confiança e afeição são exemplos de sentimentos que geram vibrações positivas. E desapontamento, solidão, tristeza, confusão, estresse, raiva ou mágoa são alguns exemplos de sentimentos que geram vibrações negativas.

Acontece que esteja consciente disso ou não, a cada momento, você vivencia um sentimento positivo ou negativo. Agora mesmo, neste exato momento, o sentimento que você está vivenciando faz com que seja emitida uma vibração para o Universo e a Lei da Atração está respondendo à vibração que você está emitindo, dando-lhe mais dessa mesma coisa, seja ela positiva ou negativa.

Vamos tomar como exemplo a Solange, que foi dormir muito tarde na noite anterior, e quando o despertador tocou, ativou a soneca e só se deu conta de que dormiu demais quando já estava atrasada para ir para o trabalho. Isso a fez sair da cama mal-humorada, irritada e totalmente descentrada. Morrendo de pressa, ao procurar os chinelos, empurrou-os para debaixo da cama e precisou abaixar para alcançá-los. Ao levantar, bateu a cabeça na mesinha da cabeceira, deu uma topada no pé da cama, descobriu que estava sem toalhas para se enxugar quando saiu do banho e encharcou o banheiro caminhando molhada até o armário; queimou as torradas de seu café da manhã, escorregou no piso molhado ao voltar no banheiro para escovar os dentes, deixou a tampa da pasta de dente cair no ralo da pia, e pasta em sua blusa, o que a fez correr para trocar a roupa; saiu atrasada de casa, pegou todos os semáforos fechados e levou uma multa por excesso de velocidade. Ainda assim chegou tarde ao serviço e foi recebida com uma bronca do chefe. Na hora do almoço, deixou cair os talheres, esqueceu o guardanapo e levantou para pegar, atrasando-se ainda mais. Passou no banco para pagar uma conta e enfrentou a maior fila de toda a sua vida. Ao voltar para o escritório, descobriu que um supercliente cancelou o compromisso e por isso perdeu o negócio. À noite chegou em casa sentindo-se a última das criaturas e dizendo: "Hoje é um dia daqueles que eu não deveria ter saído da cama".

No outro lado da cidade, Alfredo encontra-se animadíssimo porque acaba de fechar um contrato com um grande cliente. E seu entusiasmo é tamanho, que o próximo cliente se sente contagiado e também faz negócio com Alfredo. Ele provavelmente vai afirmar no final do dia: "Estou numa maré de sorte!".

Nos dois casos, a Lei da Atração está em ação, expandindo e orquestrando tudo o que precisa acontecer para trazer mais do mesmo, sejam acontecimentos positivos ou negativos, de acordo com seu campo eletromagnético e sua percepção.

Então, como fazer para expandir um campo eletromagnético positivo?

A chave para conseguir tudo o que quer é sentir-se bem. Quanto maior o seu grau de satisfação, maior o seu campo eletromagnético positivo. Quando você está alegre, grato e em paz, sua vibração está alta, você não oferece resistência e não segue contra o fluxo. Então, você se abre para as bênçãos do Universo e tudo o que deseja flui em sua direção sem dificuldades.

A essas alturas você pode estar pensando o seguinte: "É fácil vibrar na frequência da satisfação quando tudo vai bem em sua vida. Mas experimente sentir-se feliz quando sua conta bancária estiver negativa, a saúde totalmente detonada, o casamento estiver se dissolvendo e você odiar o emprego para o qual se arrasta todos os dias".

Admito que realmente não é fácil modificar o padrão de pensamento e sentimento quando tudo à sua volta está indo de mal a pior. Mas a verdade é a seguinte: enquanto você continuar alimentando emoções negativas, não entrará em sintonia com a vibração dos seus desejos e não atrairá as coisas que necessita para a sua vida.

E a grande questão é: como saltar da depressão ou da tristeza para o entusiasmo e a felicidade, a fim de vibrar na frequência correta?

No próximo capítulo vou te ensinar o caminho mais curto e certeiro para conseguir isso.

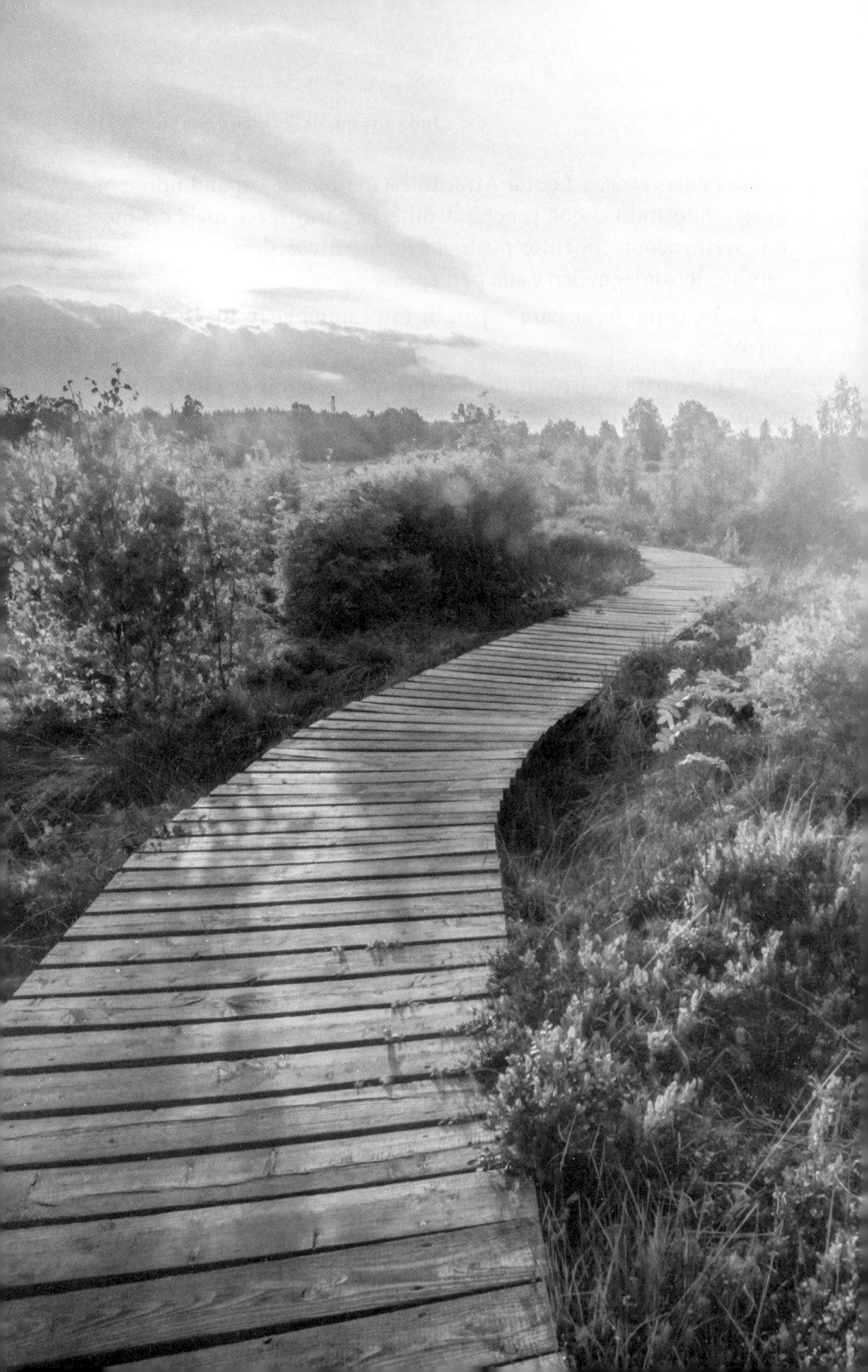

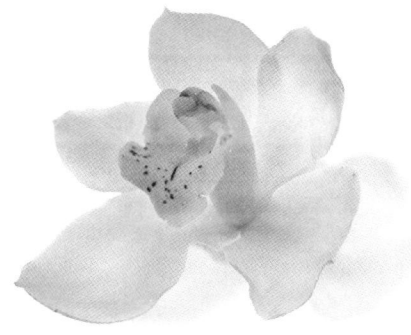

O caminho mais poderoso de todos

ó existe um jeito para você começar a mudar a sua realidade, e só tem uma coisa que quanto mais você tiver e produzir, mais você atrairá: é a GRATIDÃO. A gratidão tira os seus olhos da falta e dirige o seu foco para a benção.

E para ilustrar o que eu acabo de afirmar, quero contar uma pequena história:

"Um jovem estava triste e o seu mestre pediu-lhe que colocasse uma mão cheia de sal num copo de água e bebesse.

O jovem estranhou, mas assim o fez.

– Qual é o gosto? – Perguntou o mestre.

– Horrível – disse o aprendiz.

O mestre sorriu e, depois de caminharem um pouco, disse-lhe que colocasse outra mão cheia de sal no lago de um riacho que passava ali perto.

Quando o sal caiu no lago, o velho mestre ordenou:

– Agora bebe a água do lago.

Enquanto a água ainda escorria do queixo do aprendiz, o mestre perguntou:

– Qual é o gosto?

– Bom! – Disse o aprendiz.

– Sente o gosto do sal? – Perguntou o Mestre.

– Não – respondeu o jovem.

O mestre então comentou:

> – A dor da vida é puro sal, nem mais, nem menos. A quantidade de dor na vida permanece a mesma, exatamente a mesma. Mas o tamanho da dor que se sente depende do recipiente em que for colocada. Então, quando você sofre por alguma razão, a única coisa que pode fazer é aumentar o sentido das coisas. Pare de ser um copo. Torne-se um lago!"

O caminho mais fácil para aumentar o seu grau de satisfação e vibrar na frequência eletromagnética que vai atrair coisas agradáveis para a sua vida é a gratidão, porque ela faz com que você concentre sua atenção no que está dando certo e, por pior que seja a situação, todos nós temos motivos para sermos gratos.

Sim, eu sei que você tem problemas; todos nós temos. E será de pouca utilidade medirmos para saber se os seus são maiores ou menores do que dos outros. Porém ser copo e concentrar-se no sal só vai agravar a situação, pois fará com que você se sinta vítima das circunstâncias, infeliz e insatisfeito e a vida te dará mais do mesmo.

O que eu estou propondo é que você encontre motivos para ser grato. Você pode, por exemplo, ser grato pela sua família e amigos, por ter um teto para se abrigar, uma cama e um travesseiro para dormir, por ter comida para se alimentar e água potável para matar a sua sede, por ter roupas para cobrir o seu corpo e protegê-lo do frio, por poder falar, ouvir, enxergar, sentir o sabor dos alimentos e andar, por ter saúde, por estar vivo, pelo seu trabalho, ou pela habilidade de fazer algo, por um abraço, um sorriso ou um bom dia que recebeu, por um convite para tomar um cafezinho na esquina, por ganhar um presente, um prêmio ou um desconto, por encontrar uma moeda, por comprar algo numa liquidação, por sentir calor do sol em sua pele durante o dia, ou o frescor do orvalho ao fim da tarde, por sentir o cheiro da terra molhada quando começa a chover, ou o sabor envolvente de um chocolate, pelo banho refrescante ao final do dia, por sua respiração, pelos batimentos de seu coração, por estar em paz com sua consciência, ou até mesmo por estar lendo esse livro que está te lembrando que você pode começar a mudar sua realidade agora mesmo.

Na parte dois deste livro você vai realizar a Jornada da Gratidão, onde aprenderá e colocará em prática 33 exercícios que irão transformar a sua vida. Você vai perceber pequenas mudanças de atitudes que irão colocar a prosperidade no seu caminho. E não me refiro apenas à prosperidade financeira, mas também nos relacionamentos, na saúde, em sua profissão e nas demais áreas de sua vida.

Gratidão é devolver ao Universo a alegria pelas dádivas recebidas. E como "Ele percebe" que você gostou, continua ofertando mais do mesmo. Isso me lembra a história que aprendi em um dos livros do Anthony Robbins, que considero o maior profissional de autodesenvolvimento de todos os tempos. Tony conta que em seu quintal havia um abacateiro que ficou carregadinho de abacates. Ao perceber que não daria conta de comer tudo sozinho, presenteou uma de suas vizinhas com algumas daquelas frutas. Ela agradeceu a gentileza como qualquer pessoa educada faria. Acontece que, dias depois, esta vizinha procurou Tony e mais uma vez exteriorizou o quanto ficou feliz com o presente, que lhe proporcionou momentos de prazer, que chegou a fazer um *mousse* de abacate e que toda a família adorou, e que realmente estava muito feliz com a gentileza. Nesse momento, Tony sentiu seu coração quentinho ao constatar que um pequeno gesto foi tão bem recebido. Dias depois, ao colher mais abacates, adivinha a quem presenteou? Isso mesmo. Simples assim. Quando você agradece, o Universo te dá mais motivos para agradecer. A gratidão transforma! Se você quer ver seus pedidos atendidos, pare de pedir chorando e comece a agradecer sorrindo.

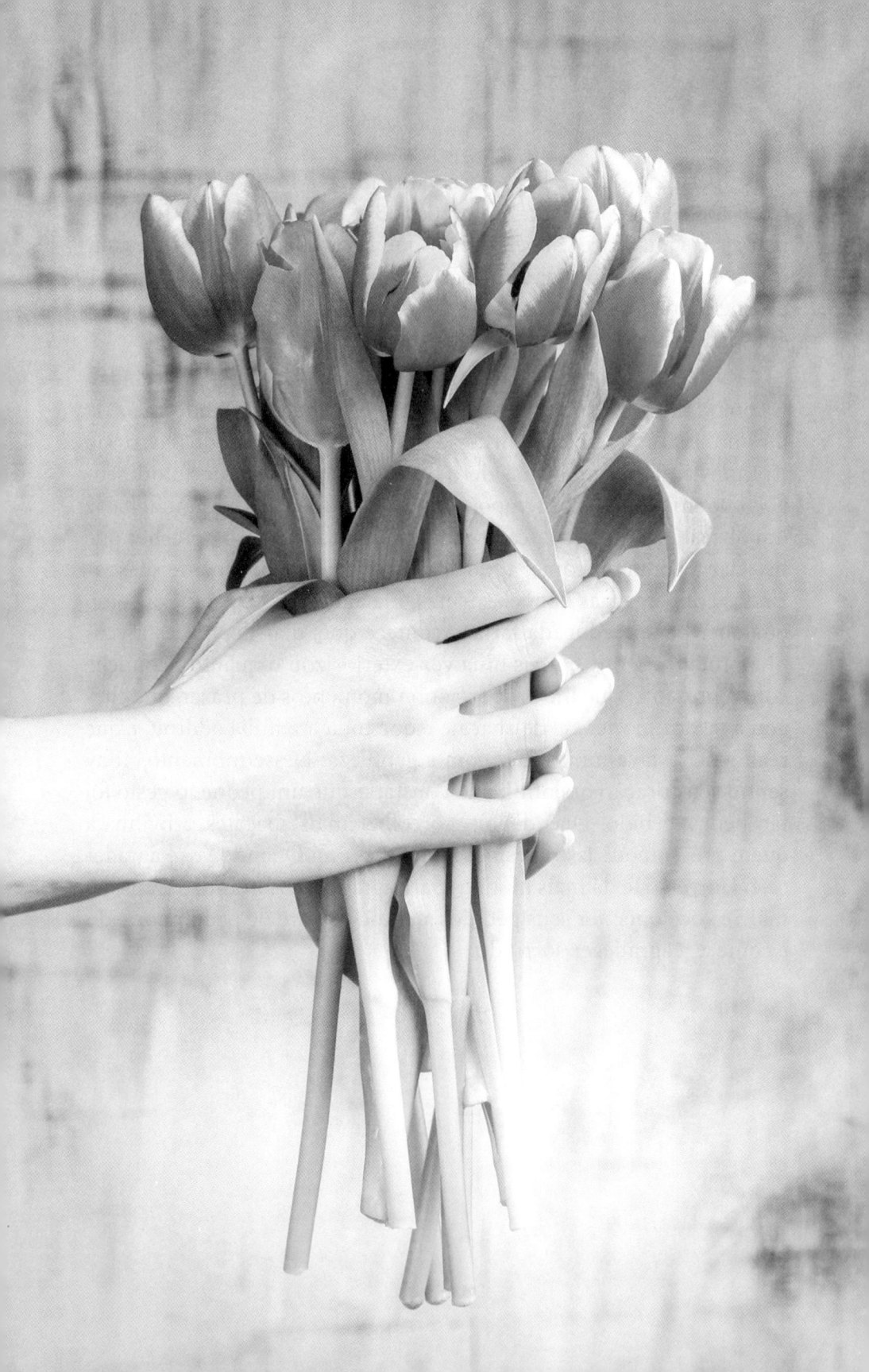

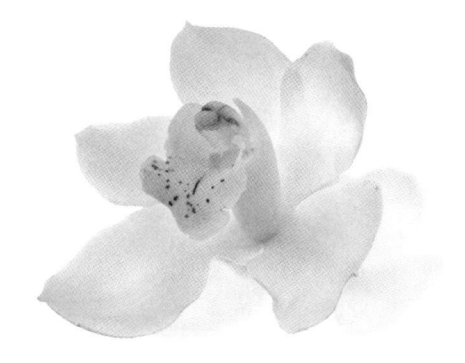

O significado da gratidão

Você não precisa conseguir tudo o que quer para se sentir bem, agora mesmo, e ficar feliz. Aliás, você já deve ter ouvido histórias de executivos bem-sucedidos que vivem numa bela casa, possuem saúde, uma linda família, o carro do ano, se vestem muito bem, comem o que desejam nos restaurantes mais caros e requintados, e dão cabo da própria vida.

E também já se deparou com pessoas que enfrentam graves doenças com o sorriso nos lábios, que ficam desempregadas, mas acreditam que Deus não fecha uma porta sem abrir uma janela, que perdem um ente querido e nem por isso abalam a fé, que moram em casebres, não têm automóvel, vestem-se com ajuda de doações, comem o que aparece, vivem longe da família, têm poucos amigos, não encontraram o amor de sua vida, mas são felizes.

A conclusão mais óbvia é que não se trata do que está acontecendo no exterior, e sim dentro de você. A grande questão não é o que acontece, e sim a sua reação ao que acontece.

A palavra gratidão vem do latim *gratia*, que significa literalmente graça, ou *gratus*, que se traduz como agradável. Dessa forma, gratidão quer dizer o reconhecimento agradável por tudo quanto se recebe ou lhe é concedido.

E não estamos falando apenas de coisas materiais ou de acontecimentos agradáveis com os quais você é brindado ao longo da vida, até porque Carl Jung nos ensina que a finalidade da vida não é a aquisição da felicidade, mas a busca de sentido, de significado. No conceito junguiano, o sentido existencial, o seu significado transpessoal, é mais importante do que as sensações que decorrem do ter e do prazer, porque quando você conecta com as coisas realmente importantes, é capaz de gerar emoções muito mais duradouras e sentir-se profundamente grato pelo que realmente faz diferença em sua trajetória de vida.

A gratidão é capaz de proporcionar harmonia interna, libertação de conflitos e saúde emocional. Entenda que, ao falar de gratidão, não estou me referindo simplesmente a um sentimento sublime de querer retribuir de alguma forma as bênçãos que se ganhou da vida ou de alguém. Compreender a gratidão apenas como um desejo de retribuição é limitar muito o seu significado. A verdadeira gratidão apresenta-se de maneira muito sutil e mais profunda, que vai além da compensação pelo que se recebe e se vivencia.

Quando alguém consegue ser grato mesmo por experiências de insucessos ou por problemas, que podem ser encarados como oportunidades que ensinam a agir com responsabilidade e retidão, aí sim a gratidão assume seu pleno significado.

Durante a vida você enfrentará obstáculos rumo à realização de seus sonhos, sentirá dor e solidão, adoecerá, por mais que se esforce para fazer tudo certinho e levar uma vida regrada, pois coisas ruins também acontecem para pessoas boas, e ainda assim será capaz de permanecer grato.

Não estou dizendo aqui que deve ficar feliz pela dose de sofrimento que a vida te reserva, mas sim que é possível uma aceitação consciente e natural do fenômeno-dor, que faz parte do curso da vida. Quem não tropeça jamais avança, porque todo caminho apresenta dificuldades que só aparecem para quem se encontra de pé, seguindo adiante.

Um homem com 50 problemas está duas vezes mais vivo que um homem com 25. Se você não está enfrentando problemas, deve se ajoelhar e perguntar: Deus, o Senhor não confia mais em mim?

Insucessos de um momento, se bem administrados, transformam-se em lições de profunda sabedoria. Se você pensar bem, tudo o que acontece em sua vida, mesmo produzindo sensações desagradáveis ou emoções indesejáveis, faz parte das experiências que lhe permitem amadurecer, desde que compreenda o que pode aprender com aquela experiência, expressando gratidão pelo que houve.

Mas normalmente não é isso o que ocorre; o sofrimento extingue a gratidão, e o indivíduo foge para a lamentação deplorável, para a vitimização ou para toda a série de justificativas que encontra para as suas falhas; compara-se com as demais pessoas que lhe parecem felizes e livres de problemas e sente-se perseguido pelo Universo.

No entanto, sem as experiências dolorosas, ninguém pode avaliar aquelas que são enriquecedoras e benignas por falta de parâmetros de avaliação. Então o grande desafio é ser capaz de nesses momentos mais difíceis libertar-se da raiva, da mágoa, evitando a ingratidão por todas as dádivas que já recebeu e pelos momentos felizes anteriormente experimentados, continuando a amar a vida mesmo nas noites sombrias.

No caminho das pessoas que não conseguem atribuir significado à própria existência surge muito espaço para a inquietação e a desconfiança, a autoestima rebaixada e o ressentimento, bem como o aparecimento de transtornos e desequilíbrios emocionais.

Quem somente espera receber presentes da vida e ser sempre bem tratado por todas as pessoas ainda não amadureceu, desconhecendo que alegrias e tristezas, alívio e sofrimento, amor e solidão, amizade e traição, tudo isso faz parte igualmente do esquema existencial. E quero compartilhar com você uma história que ilustra bem os antagonismos dos quais a vida, e, portanto as pessoas, são feitas.

"Certa vez, um monge budista e seus discípulos viajavam por uma estrada e, quando passavam por uma ponte, viram um escorpião sendo arrastado pelas águas. O monge correu pela margem do rio, meteu-se na água e tomou o bichinho na mão. Quando o trazia para fora, o escorpião o picou e, devido à dor, o homem deixou-o cair novamente no rio.

Em seguida, foi até à margem do rio, pegou um ramo de árvore, correu até a água, colheu o escorpião novamente e o salvou da morte certa. Voltou o monge e juntou-se aos discípulos na estrada. Eles haviam assistido à cena e o receberam perplexos e penalizados. Um dos discípulos questionou o monge:

– Mestre, deve estar doendo muito! Por que foi salvar esse bicho ruim e venenoso? Que se afogasse! Seria um a menos! Veja como ele respondeu à sua ajuda! Picou a mão que o salvara! Não merecia sua compaixão!

O monge ouviu tranquilamente os comentários e respondeu com bondade:

– Ele agiu conforme sua natureza, e eu de acordo com a minha. Ele reagiu por instinto, defendendo-se mediante a agressão, e eu agi de acordo com o meu sentimento de amor por tudo e por todos."

Esta parábola nos faz refletir sobre a forma de melhor compreender e aceitar as pessoas com que nos relacionamos. Não podemos e nem temos o direito de mudar o outro, mas podemos melhorar nossas próprias reações e atitudes, sabendo que cada um dá o que tem e o que pode. Devemos fazer a nossa parte com muito amor e respeito ao próximo. Cada qual conforme sua natureza, e não conforme a do outro.

É nos momentos em que somos provocados e testados que mais precisamos de gratidão, pois ela restaura nosso núcleo interior, lembra-nos dos aspectos positivos da vida e permite-nos reunir paz e forças, esperança e ânimo para continuar.

A gratidão deve transformar-se em hábito natural no comportamento maduro de todos os seres humanos. Aquele que é grato, que sabe reconhecer os seus limites frente à grandeza da vida, experimenta uma profunda sensação de plenitude e felicidade.

No próximo capítulo você verá como atingir a maturidade psicológica necessária para usufruir dos benefícios da gratidão, a partir da superação das armadilhas do ego.

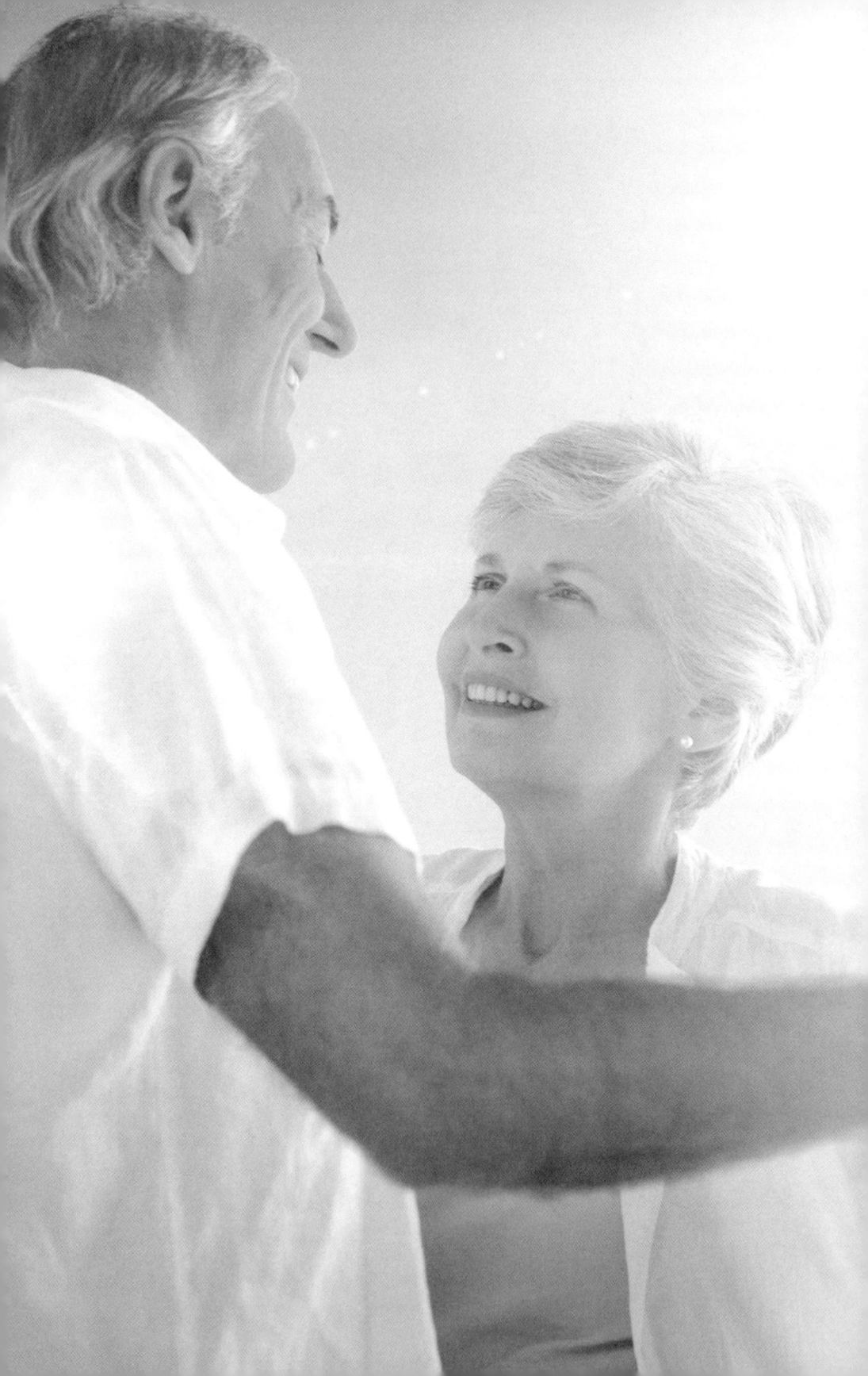

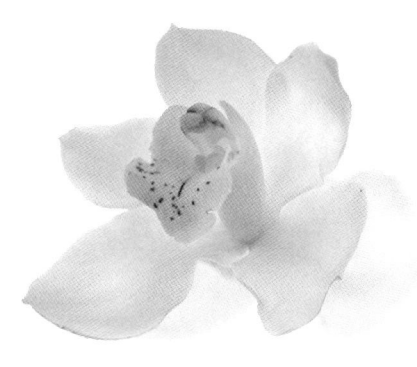

A maturidade psicológica e a gratidão

A ambivalência de comportamentos faz parte da natureza humana. Quer ver? Quantas vezes você desejou algo e não fez, pensou e desistiu, sabia que precisava tomar uma atitude, mas encontrou uma justificativa para não seguir adiante? E quantos livros e vídeos você assistiu, concordou com o que estava sendo ensinado, percebeu a importância de implementação em sua vida, mas nada fez com isso?

As pessoas simplesmente paralisam pelo medo da opinião alheia, de não serem aceitas, amadas e reconhecidas. No entanto, se você quer se livrar das amarras do ego deve aprender com Confúcio: "Aja com bondade, mas não espere gratidão". Os sentimentos nobres precisam ser livres de interesses imediatistas da compensação, do aplauso ou da admiração dos outros.

Para conseguir esse grau de desprendimento você necessita de treinamento, de exercício diário, ou sua tendência será manter a conduta do distanciamento, da indiferença ou mesmo da ingratidão.

Há uma tendência no ser humano de recordar-se dos insucessos, dos maus momentos, das coisas que não deram certo, das tristezas e das agressões sofridas em detrimento das inúmeras alegrias que também viveu, mas que são deixadas em segundo plano nos arquivos da memória. Esse comportamento produz indivíduos pessimistas, negativos, egocentrados e depressivos.

Para mudar esse cenário é necessário aprender a ser grato. E ninguém nasce grato, nem consegue a gratidão do dia para a noite. Aprendemos a gratidão praticando. E o ideal é que esta aprendizagem se inicie na família, onde a afetividade manifesta-se com naturalidade.

Mas muitas vezes, alguns núcleos familiares transformam-se em verdadeiros campos de batalha, nos quais cada um reage contra o outro ou detesta-o, passando longe do compromisso de semear os valores que contribuem para o crescimento pessoal de cada um de seus membros.

A gratidão possui o poder de tornar o mundo e as pessoas mais belas e mais preparadas para a vida. E ela vem acompanhada da ternura, que é o resultado da vivência de ações pautadas no amor, que estimulam a simpatia e a generosidade.

A ternura pressupõe a preocupação com o bem-estar do outro, buscando a melhor maneira de fazê-lo feliz, mantendo a comunicação assertiva e as demonstrações de afetividade.

Nem sempre, porém, o indivíduo é capaz de sentir gratidão ou ternura, por inúmeros motivos: infância infeliz, família grosseira e difícil, relacionamentos frustrados, solidão, complexo de inferioridade ou de superioridade, desenvolvendo mecanismos de autodefesa e fugas psicológicas lamentáveis.

Cabe à educação, então, a grande tarefa de construir homens e mulheres melhores e mais sociáveis, dotados de amor e dignidade, tornando-se úteis à comunidade, após transcenderem os limites do ego, adquirindo a consciência da importância dos valores éticos para viver em sociedade.

A gratidão deve ser treinada, a fim de ser vivenciada. É necessário que novos hábitos sejam fixados, substituindo aqueles negativos, até transformarem-se em condutas naturais.

A história a seguir mostra o quanto uma educação pautada em bases doentias pode ser nociva para o ser humano.

"Um motorista de táxi percebeu que o cliente que acabara de deixar no aeroporto havia esquecido sua pasta no banco traseiro do carro. Preocupado, parou no acostamento, examinou a pasta e encontrou-a lotada de documentos que pareciam importantes e de expressiva quantia de dinheiro. Imediatamente fez meia-volta, acele-

rando, estacionou o veículo, correu até o terminal onde havia deixado o passageiro, na esperança de conseguir devolver a pasta.

Para sua alegria, encontrou o distraído cliente que acabara de fazer check-in e parecia procurar a pasta entre as duas sacolas de compras que carregava nas mãos.

Sorridente, entregou-lhe a maleta com todos os seus pertences. Sinceramente, o motorista não esperava nenhuma retribuição. Estava feliz pela oportunidade de fazer o bem. No entanto, o passageiro, agressivo e insensível, olhou-o com dureza, como que suspeitando que o motorista reteve a maleta intencionalmente, e depois se arrependeu por medo de ser acusado e condenado por furto. E sem dizer uma única palavra saiu em disparada na direção da sala de embarque.

O motorista experimentou um frio na coluna e uma estranha sensação de angústia. Pegou o carro e partiu em direção à cidade. E naquele trajeto, embora adorasse ouvir música, preferiu dar voz aos seus pensamentos, falando com seus botões sobre sua indignação:

– Nunca mais devolverei qualquer coisa que fique no meu carro por esquecimento de quem quer que seja. E porque sou honesto, não ficarei com os pertences alheios para mim, mas preferirei atirar no lixo do que voltar para entregar. Eu não desejava nada, nem mesmo reembolso da despesa com o combustível que gastei para fazer a devolução. Aquele mal-educado estaria em maus lençóis porque nunca saberia onde procurar a sua pasta, uma vez que não anotou o número da placa do meu carro...

Fez uma pausa e concluiu:

– O pior foi aguentar aquele olhar severo de dignidade ferida, dando a entender que eu fui o responsável pelo seu esquecimento ou ainda pior, que tive a intenção de roubar a maleta".

O motorista de nossa história foi vítima da ingratidão, que indica em sua essência atraso moral e perturbação emocional. Você deve conhecer casos de pessoas que são muito simpáticas com os estranhos provavelmente com a intenção de conquistá-los, enquanto são extremamente grosseiras com aqueles com os quais convivem, talvez por reconhecerem e invejarem sua superioridade. A ingratidão origina-se da inveja daqueles que parecem apresentar recursos superiores aos seus. O indivíduo ingrato é grosseiro de propósito, porque não podendo igualar-se, busca gerar perturbação e insegurança, a fim de minar a autoestima de quem se encontra em situação melhor.

A ingratidão indica graves conflitos íntimos que aprisionam o ser humano atormentado, como foi o caso do passageiro de nosso táxi. E é tarefa de cada um de nós ajudar a transformar essas heranças doentias daqueles que nos cercam em experiências renovadoras, ao invés de desanimar do propósito de servir e de ajudar, receando as grosserias, os humores negativos, passando a cuidar dos próprios interesses.

Tenha uma atitude exemplar ainda que o outro não a mereça. E isso me faz lembrar a história que uma de minhas alunas do curso de atendimento vivenciou e compartilhou com toda a turma. Foi o relato de uma história verídica que nunca mais saiu de minha memória. Vamos a ela:

Sandra era recepcionista em uma clínica médica, localizada num prédio onde existem vários outros estabelecimentos comerciais. Para chegar ao local de trabalho todos os dias, no mesmo horário, precisava pegar o mesmo elevador. E talvez pela repetição do horário, tinha sempre como companhia uma mesma mulher que deveria trabalhar alguns andares acima do seu. Educadamente, Sandra entrava no elevador, dirigia-se à mulher e dizia bom dia, mas não obtinha qualquer resposta. No início desconfiou que sua colega de elevador possuísse algum problema de audição, então começou a acenar além de dizer bom dia e continuou sem resposta. Sandra relatou que já fazia dois anos que essa história se repetia e ela continuava sem ser cumprimentada. Nesse momento de seu relato, Sandra foi interrompida por outro aluno do meu curso que perguntou:

– Dois anos sem resposta? E você continua a cumprimentar todos os dias? Eu já teria mandado essa mulher às favas há muito tempo!

E Sandra respondeu:

– De jeito nenhum. Enquanto eu pegar o elevador com esta mulher, vou cumprimentá-la todos os dias.

– E posso saber qual motivo dessa insistência – quis saber a aluna e pelo silêncio dos demais alunos do curso de atendimento, imagino que eles também.

Foi aí que Sandra deu uma resposta que jamais esqueci porque fez muito sentido para mim:

– Por uma questão de princípio. Porque eu não vou permitir que a falta de educação daquela mulher se sobreponha à minha educação.

O mal não afeta o bem, muito pelo contrário. O bem acaba funcionando como um poderoso antídoto. Perseverar na conduta correta, mesmo quando ultrajado ou desconsiderado, é o desafio das pessoas do bem, que tem como missão trabalhar em favor de uma nova mentalidade que se busca estabelecer entre todos num futuro próximo.

E esse é meu desejo: contar com você no time que ajudará a transformar o mundo num lugar melhor para se viver. E para isso você precisa se libertar de qualquer mágoa que ainda esteja emperrando a sua vida. Veja porque isso é tão importante no próximo capítulo.

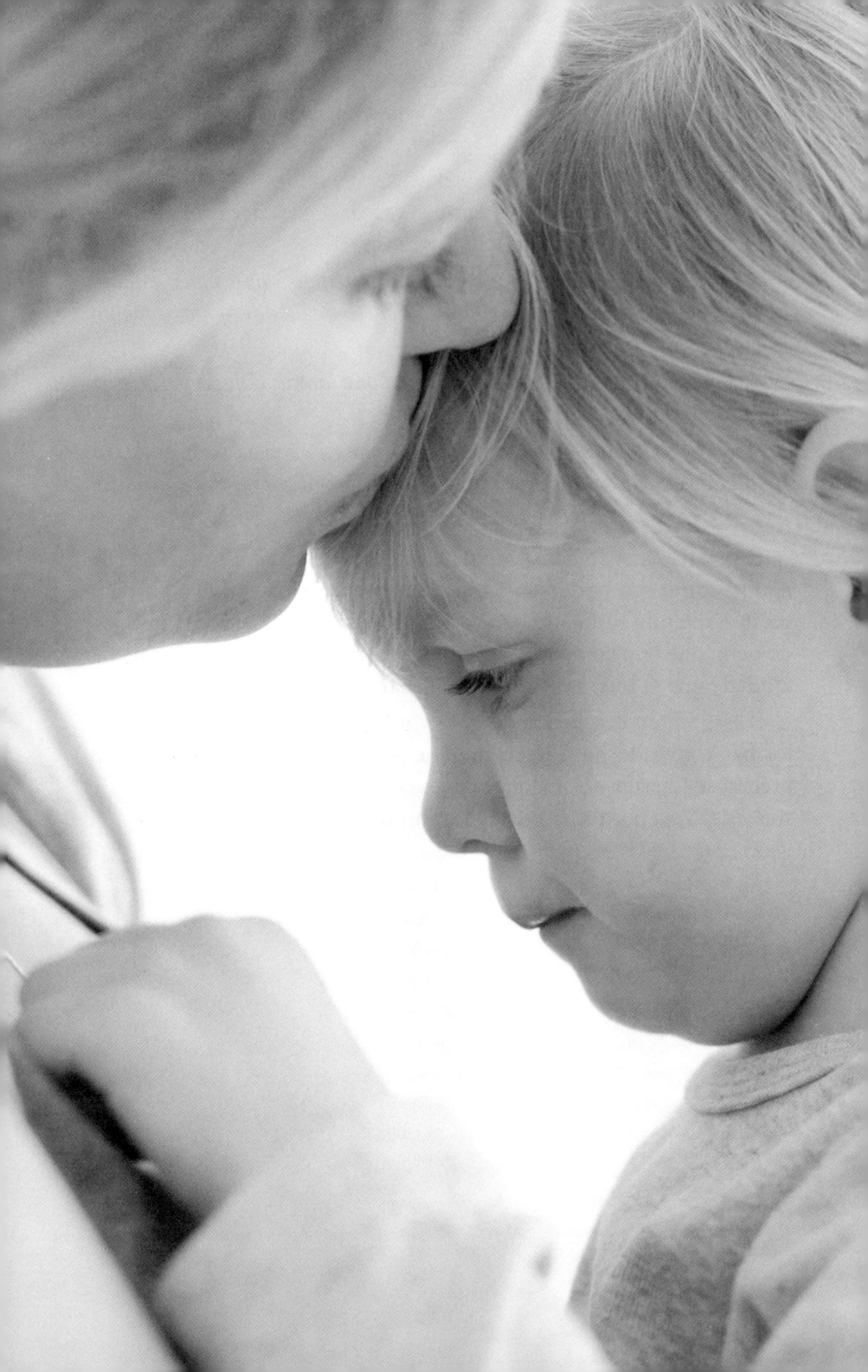

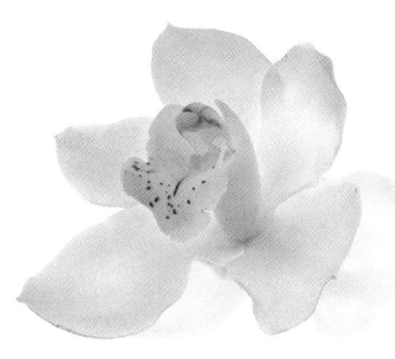

A gratidão como caminho de libertação das mágoas

hábito de retribuir os favores e presentes que se ganha dos outros tende a esvaziar o sentimento da gratidão, tirando boa parte de seu poder. Acontece assim: alguém te dá um presente, uma palavra amiga, ou mesmo um elogio e você, ao invés de simplesmente sentir-se grato, guardar este sentimento no coração e manifestar o quanto ficou feliz, não consegue sossegar até que possa retribuir, ou devolver, o que recebeu. É como se você não quisesse ficar em dívida com o outro. Vejo isso acontecer o tempo todo em meus treinamentos: um participante é elogiado por algum membro do grupo e tende a ficar desconfortável até que possa devolver o elogio, anulando o seu efeito.

Claro que dividir o que se tem treinando o hábito de também aprender a dar e não só receber é louvável. Entretanto, o ideal é que esta iniciativa tenha surgido espontaneamente como um desejo do coração, e não porque o indivíduo está se sentindo na obrigação de retribuir o que recebeu.

Todos os presentes que recebemos das pessoas à nossa volta são bons e merecem respeito; no entanto, aqueles que são conseguidos espontaneamente, nascidos do sentimento de generosidade e gratidão, e que não são uma simples devolução de favores, possuem um valor emocional muito maior.

E o mais fabuloso presente de todos, o mais desprendido de interesses pessoais e que só aparece quando o amor se expande, sem sombra de dúvidas, é o perdão.

Quando alguém opta por alimentar em seu coração, o ressentimento em relação à outra pessoa que tenha frustrado as suas expectativas de alguma forma, acreditando-se em postura superior, sentindo-se merecedor da mais alta consideração, realmente se encontra no mesmo nível daquele que falhou, porque ficar preso à mágoa só indica imaturidade emocional e até presunção.

A diferença, basicamente, entre aquele que perdoa e o que recebe o perdão é que o primeiro se encontra em superior patamar de evolução.

O perdão dignifica aquele que o oferece, e liberta quem o recebe. É como se você desse ao outro a permissão para caminhar conforme as possibilidades dele ao invés de se sentir com o poder se ser o juiz e o algoz do que ocorreu.

E essa atitude generosa e desprendida trará para luz novamente aquele relacionamento, ou aquela pessoa, diluindo qualquer traço de ignorância, maldade e até perversidade.

Quando, ao contrário, você concede o seu perdão esperando retribuição, ou a gratidão eterna do outro, perde a oportunidade de amadurecer, refletir e crescer como ser humano.

A sua vida pode e deve ser encarada como uma escola onde você tem a chance de realizar seu aprimoramento moral e espiritual. A capacidade de perdoar libertará você para conectar-se com os sentimentos positivos, vibrar na frequência correta e receber as bênçãos que a vida tem para você.

Perdoamos não porque o outro merece, mas porque isso liberta a nossa alma e mostra a verdadeira generosidade. Acompanhe essa parábola do pai, o jovem e a forca.

"Era uma vez um pai trabalhador e dedicado aos deveres de casa e à família que tinha um filho que, ao contrário, era fútil, vivendo como parasita explorando o pai. Utilizava todo seu tempo usufruindo dos prazeres que o dinheiro do pai poderia oferecer, sem qualquer critério ou freio moral.

O pai, maduro e sábio, sempre advertia o filho lembrando-o que um dia morreria e que as posses da família, por mais abundantes que fossem, quando gastas sem critério e renovação, diminuiriam até acabar.

Ele também dizia que os amigos que cercavam o jovem rapaz não lhe tinham verdadeira estima, e apenas se interessavam pelos recursos de que dispunha e, quando esses acabassem, também desapareceriam.

Os conselhos entravam por um ouvido e saiam pelo outro.

Anos mais tarde, o pai já idoso mandou construir nos fundos da propriedade um celeiro, colocando no seu interior uma forca, acompanhada de uma placa com os seguintes dizeres: "Eu jamais ouvi os conselhos do meu pai."

Posteriormente, quando tudo estava concluído, chamou o filho, levou-o ao celeiro e explicou-lhe:

– Filho, estou velho, cansado e enfermo. Quando eu falecer, tudo que me pertence passará a ser seu, por direito. Caso você fracasse, porque jogará fora todos os bens que lhe transfiro, peço-lhe que me prometa que usará esta forca, como medida de reparação do mal que fez à sua vida e à minha memória.

O moço, sem entender exatamente o que o pai desejava dizer-lhe, ficou em silêncio para evitar discussões inúteis.

O pai morreu e o jovem herdou os bens, passando a utilizá-los ainda com mais extravagâncias e desperdícios. Pouco tempo depois, percebeu que havia destruído todos os negócios e recursos, e estava reduzido à miséria, à solidão, até mesmo porque os falsos amigos abandonaram-no assim que o dinheiro acabou.

Recordou-se do pai e chorou copiosamente. Nesse momento de profundo desespero, lembrou-se da promessa que lhe fizera, de que se enforcaria após o fracasso. Trêmulo de emoção desordenada, dirigiu-se ao celeiro e lá encontrou a forca assim como os dizeres terríveis. Teve uma iluminação, concluindo que essa seria a única vez na sua existência em que poderia agradar ao homem nobre que fora seu pai e sempre vivera decepcionado com a sua conduta.

Subiu então na forca, colocou o laço no pescoço e lançou-se no ar...

O braço da engenhoca era oco e partiu-se, caindo dele diversas joias: diamantes, rubis, esmeraldas, uma verdadeira fortuna com um bilhete que informava: 'Esta é a sua segunda chance. Eu o amo de verdade. Seu pai...'

A partir dali a vida do jovem tomou novo rumo e ele mudou completamente a maneira de encarar as oportunidades".

Tiramos dessa história no mínimo três lições. A primeira é que a vida sempre está pronta para oferecer uma segunda chance desde que você mude a maneira como caminhou até então. Comece a plantar novas sementes e colherá diferentes frutos.

A segunda é que o preço da aprendizagem pode ser muito alto, portanto o melhor a se fazer é crescer com o esforço pessoal e aprender a aproveitar o processo de amadurecimento, a fim de que não se veja forçado à mudança após situações desesperadoras.

Finalmente, a terceira lição é que o perdão pode e deve ser concedido mesmo para aqueles que não são dignos dele. Ao fazer isso, você liberta a sua alma para vibrar na frequência correta da saúde, sucesso, bons relacionamentos e felicidade.

Não há espaço para a gratidão quando a mágoa envenena seu coração. Não estou falando que é simples ou fácil, mas aprender a controlar seus pensamentos e por consequência suas emoções, vão te ajudar a conquistar uma vida que você sempre sonhou e jamais imaginou que poderia estar ao alcance de suas mãos. No próximo capítulo você vai ver como direcionar seus pensamentos corretamente.

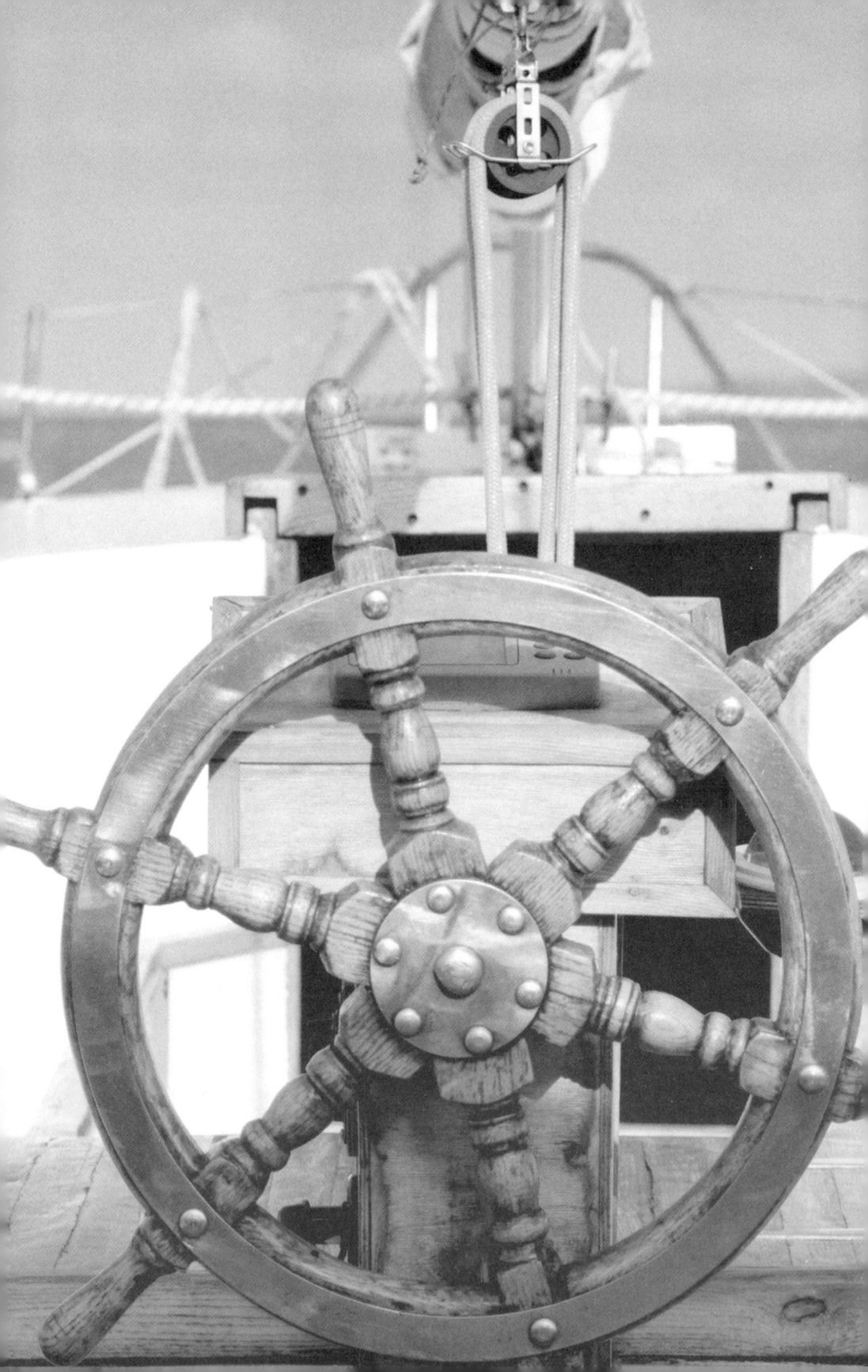

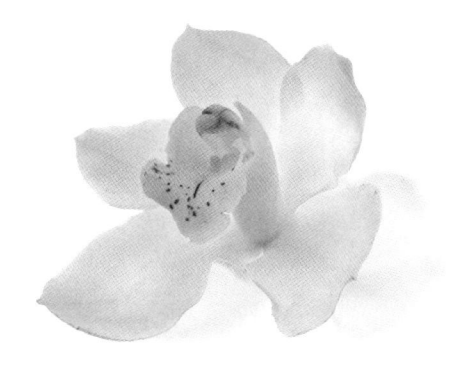

Você é o comandante do navio

A maioria das pessoas sente-se vítima do próprio destino e tendem a culpar a maré de sorte ou a onda de azar por tudo o que ocorre ou que não ocorre em suas vidas. Mas nós já vimos no Capítulo 1 que você é o construtor de sua realidade, o comandante de seu navio.

Tudo começa no pensamento. As coisas só se materializam no mundo exterior após terem existido na cabeça de alguém. Pense na cadeira onde você está sentado, ou neste livro, ou na casa ou escritório onde se encontra nesse exato momento. Tudo o que foi construído à sua volta, antes de ir para a linha de produção de uma fábrica, existiu na cabeça de alguém.

E tudo o que você constrói na sua vida, incluindo as emoções que é capaz de sentir, vieram antes de seus pensamentos.

Funciona assim: pensamentos geram sentimentos e de acordo com a forma como você está se sentindo isso vai fazer com que aja de uma maneira ou de outra, ou seja, sentimentos viram ações. Acontece que as ações repetidas muitas vezes transformam-se em hábitos. Por sua vez, os hábitos definem quem você é, o seu caráter. E finalmente o seu caráter vai definir o seu destino. Isso significa, em última instância, que se você não estiver contente com a forma como sua vida se apresenta hoje, ou seja, com o seu destino, precisa mudar os pensamentos.

Você não é refém de suas emoções; você pode controlá-las. E aí você pode estar pensando: "Nossa Marcia, mas isso não é tão simples assim! Quer dizer que se eu acordar me sentindo triste, desanimado, posso estalar os dedos e mudar isso, começando a me sentir feliz e entusiasmado de uma hora para a outra"? E a resposta, por mais contraintuitiva que possa parecer é: SIM, pode.

Em meu curso Fluxo Total eu ensino mais de 40 técnicas que te permitem mudar o estado interno em poucos minutos. Algumas delas são tão poderosas que apenas mudando o seu ritmo respiratório você já altera a forma como está se sentindo.

E sem sombra de dúvida todas elas passam por mudar o pensamento uma vez que é aí que tudo começa. Lembra?

Pensamento → sentimento → ação → hábito → caráter →destino.

Pois bem, as emoções exigem um pouco mais de técnicas para serem mudadas, mas o pensamento está totalmente sob seu controle, desde que você se disponha a fazer isso e fique atento. Possivelmente, era a isso que Jesus estava se referindo quando disse a Pedro: "Vigiai e orai para não cairdes em tentação". A frase pode parecer puramente religiosa, mas o que existe por trás dela é muito mais profundo. Vigiai seus pensamentos para não fazer as escolhas erradas prejudicando sua própria vida.

Existe um poder enorme, que pode ser positivo ou negativo, no modo como você se sente. Sentir-se bem não só é bom como também é fundamental para conquista a vida que tanto almeja, e você pode controlar o modo como se sente a partir do controle de seus pensamentos. Se você focar sua atenção deliberadamente em pensamentos que te ajudem a sentir-se bem, aprendendo a encontrar motivos para sentir-se assim, e treinar-se para que isso ocorra com frequência ao longo do dia, todos os dias, conseguirá transformar esta prática num hábito, e sua vida vai mudar em pouco tempo.

Há várias maneiras de sentir-se bem. Você só precisa descobrir quais são as suas. Talvez seja ouvindo suas músicas favoritas; brincando com seus filhos, sobrinhos, netos ou seu animal de estimação; conversando com os amigos; dançando; cuidando das plantas; andando de bicicleta; caminhando; fazendo ginástica; participando de uma maratona; nadando; jogando bola ou praticando qualquer outro tipo de esporte; cozinhando; escrevendo um livro ou poesias; conhecendo um lugar novo; fazendo uma viagem; pintando, desenhando ou fazendo artesanato; pescando, cantando, fazendo tricô, tocando um instrumento, ou fazendo qualquer outra coisa que te dá prazer.

A grande pergunta é: você quer ser feliz agora ou vai ficar esperando tudo se resolver na sua vida para sentir-se realmente bem? A maioria das pessoas condiciona a felicidade a acontecimentos que precisam ocorrer no mundo externo. É mais ou menos assim: o dia que eu me aposentar, que eu receber aquele aumento de salário, que eu encontrar minha alma gêmea, que a saúde se restabelecer, que meus filhos entrarem na faculdade, que eu comprar a minha casa própria, que eu trocar de carro...

Essas pessoas tendem a achar que as condições devem melhorar para que elas se sintam bem, quando, na verdade, o que realmente funciona é fazer um exercício consciente de encontrar coisas que as façam sentir-se bem para que as condições comecem a melhorar.

Não existe final feliz se a jornada for infeliz. Ou você aprende a ser feliz AGORA, com a vida que tem nesse momento, aprendendo a agradecer por todas elas, ou NADA vai mudar em sua vida.

Veja bem, não estou te sugerindo conformar-se com o que tem hoje, ou alegrar-se com os seus problemas. O que eu estou te ajudando a enxergar é que se você olha e agradece pelas coisas boas que recebeu da vida, mostrando gratidão e colocando seu FOCO de atenção em cada uma delas, as portas vão se abrir para que outras coisas boas ocorram também.

Você não deve e não precisa se alegrar pelos problemas, mas pode e aconselho que aprenda a agradecer pelas oportunidades de aprendizagem que os problemas estão trazendo.

Quando você insiste na carência, a abundância não pode vir até você. Isto desafia todas as Leis de funcionamento do Universo. Você deve focar sua atenção no que quer para entrar na sintonia certa e começar a enxergar as oportunidades que já estão à sua volta.

Quando você foca sua atenção naquilo que deseja e fala do que quer, você se põe na direção do seu desejo, então, começa a acontecer uma série de eventos, situações e circunstâncias que favorecem a realização desses desejos até que todos eles se manifestem. Entenda bem. Não estou dizendo que você pode ficar deitado na rede, pensando positivo, e que as coisas serão atraídas magicamente para sua vida. Tem gente que acha que se passar um mês trancado no próprio quarto, sem fazer outra coisa além de pensar em tudo o que deseja e quer em sua vida, quando sair de lá haverá um carro zero estacionado em sua garagem e um milhão de reais depositado em sua conta, que alguma alma nobre e generosa se sentiu compelida a doar.

Não é assim que as coisas funcionam. Você vai precisar agir na direção da realização de suas metas e desejos. Agora se você estiver na frequência correta, enxergará as oportunidades, que já estavam à sua volta, mas que sua mente não estava permitindo que você enxergasse.

O objeto de seu desejo, ou seja, as coisas que você quer conquistar, e o seu pensamento no objeto, se encontram no mesmo lugar da mente. Então, quando você acessa esta área da mente, trabalha deliberadamente para trazer para o real o que estava no plano de desejo até então. Quando você se sente bem, aquilo que você cria em seu campo mental se manifesta no mundo material, sem dificuldades porque não há resistência, não há bloqueios ou barreiras. Todas as crenças limitantes ou sabotadores que poderiam te atrapalhar estão sob controle e você simplesmente age na direção certa e as coisas acontecem. Magia? Não. Apenas a energia sendo colocada em movimento e direcionada para a realização de seus desejos.

Então a fórmula é simples: para conseguir tudo o que quer, você precisa sentir-se bem. É assim que você entra na frequência correta, e com esta vibração elevada descobre caminho para transformar em realidade tudo o que deseja. Quando você passa a controlar a vibração que emite, começa a ver resultados na área financeira, nos relacionamentos, na saúde e em todas as áreas da sua vida.

Mas como controlar sua vibração?

Como vimos, o pensamento gera seus sentimentos, que definem em que frequência você vai vibrar. Então sua vibração depende dos seus pensamentos e, como você é um criador, você escolhe o que pensa para afetar sua vibração. Pensando em coisas positivas, coisas boas, coisas que gosta, você sintoniza coisas positivas, coisas boas, coisas que você gosta. Encontrando o que faz sentir-se bem, você estará feliz o tempo todo e sempre haverá coisas maravilhosas vindo para você porque você entrou na frequência certa.

E a ferramenta mais poderosa que existe à sua disposição para sentir-se bem, feliz e realizado, vibrando na frequência correta é a gratidão. No próximo capítulo você aprenderá como potencializá-la em sua vida.

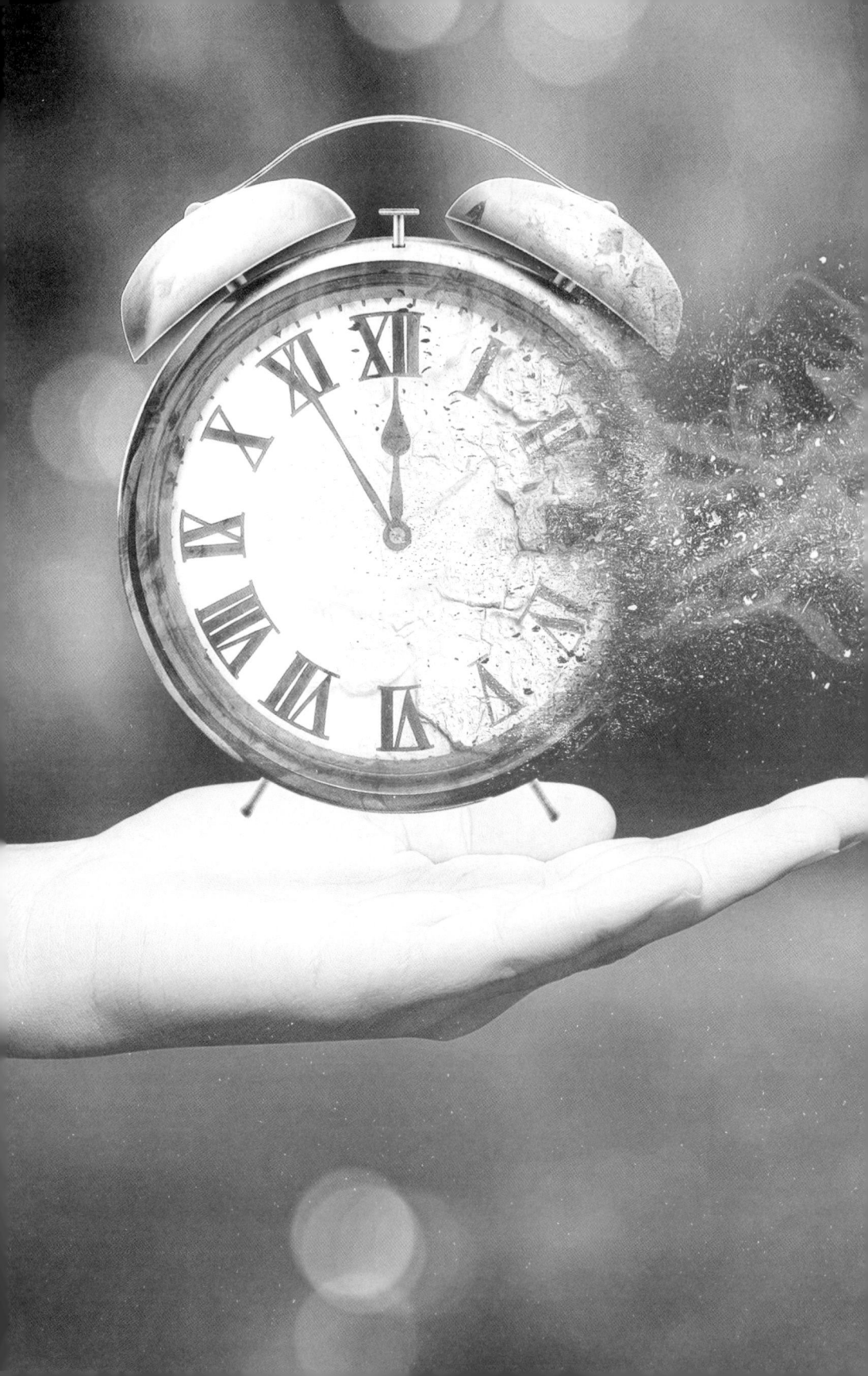

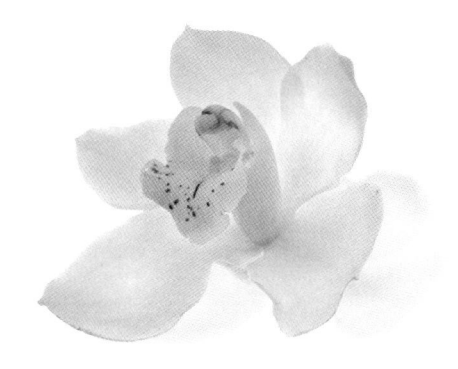

O poder do aqui e agora

Nós não devemos olhar para trás porque não é nesta direção que nós caminhamos. Para frente é que se anda. Até quando a vida ou alguém te dá um "pé na bunda", o impulso te empurra para frente, e não para trás. A cada manhã nós nascemos de novo, uma nova oportunidade lhe é oferecida. Portanto, o que fazemos hoje, no momento presente, é o que mais importa. Independente do que aconteceu em seu passado, hoje é um novo dia e você tem o poder de definir os rumos de seu futuro exatamente AQUI e AGORA.

Um dos maiores segredos da saúde mental, corporal e do equilíbrio emocional é não se lamentar ou ficar preso ao passado, não sofrer de ataques de ansiedade e de preocupação em relação ao futuro, mas viver de maneira sábia o presente.

É no momento presente que se encontra a chave para a cura de todos os males físicos ou emocionais. Depressão é consequência de excesso de passado, assim como ansiedade é excesso de futuro. Preocupação significa pré-ocupar sua mente com coisas que, na maioria das vezes, nem vão acontecer. Segundo Augusto Cury, médico psiquiatra, psicoterapeuta e um dos autores mais lidos no Brasil, mais de 90% de nossa preocupações sobre o futuro não de materializarão e os outros 10% ocorrerão de maneira diferente da que desenhamos.

Se viver o presente, você consegue usufruir da paz de que necessita para viver bem. Pensando no ontem, você perde tempo porque está enxergando a vida pelo espelho retrovisor; e com o foco no amanhã, você perde de aproveitar o hoje.

Aqui vai uma frase que você já deve ter lido e concordado milhares de vezes: "o passado já se foi, o futuro é uma incógnita e hoje é uma dádiva, por isso se chama PRESENTE". Agora cabe a você levar esta frase a sério e entender que o AQUI e o AGORA é tudo que você tem, então, é o momento e o local mais importante da sua vida. Quando você entender isso, tudo vai mudar.

No ano inteiro, só existem dois dias em que não podemos fazer nada: o ontem e o amanhã. O ontem só existe em suas memórias e ficar preso a elas é recusar-se a evoluir. O amanhã também só existe em sua imaginação, porque quando ele chega, já é hoje. A vida só está disponível no presente, portanto, não pode ser economizada para o futuro. O dia de hoje é único, jamais haverá outro igual, e nem se repetirá, por isso não pode ser desperdiçado.

Sempre me impressionou a ilusão de eternidade que a maioria de nós alimenta. Sim, eu sei que você sabe que um dia vai morrer, que o contrato com "o cara lá do alto" tem dia e hora para acabar, mas a questão é: sabe mesmo, ou acha que isso é uma data hipotética num futuro tão, tão distante que não há com o que se preocupar? Realmente não há com o que se preocupar, mas isso não significa que deve levar a vida como se fosse viver para sempre, adiando para depois as coisas que poderia e deveria fazer hoje, inclusive por serem realmente importantes.

Imagine que por benção ou maldição, não sei, você pudesse saber exatamente quando e onde vai morrer, e imagine que você descobrisse que tem apenas mais 7 dias de vida, não prorrogáveis. Você continuaria fazendo tudo exatamente da forma como faz hoje? Se a resposta é não, o que faria diferente? Agora vamos mais longe em nosso exercício de imaginação e responda-me o que você faria se soubesse que tem apenas mais 3 minutos de vida. O que você gostaria de fazer nos últimos três minutos e com quem gostaria de estar?

Difícil imaginar isso não é mesmo? Ainda assim eu te sugiro que pare por uns minutos a leitura deste livro e realmente responda essa pergunta: com quem você gostaria de estar e o que faria nos seus 3 últimos minutos de vida. Depois que responder, olhe sua resposta e veja se já está fazendo isso. Se a resposta for não, e se realmente é importante para você, faça agora. Afinal, não temos como saber quando serão nossos últimos 3 minutos.

O importante é viver o agora. E é no AQUI e AGORA que você deve sentir-se bem. A única coisa que realmente importa é o modo como você se sente agora, independente de quem você é, das coisas que valoriza, do que acha que merece ou não receber da vida, do seu passado ou do seu futuro. Você veio ao mundo para vivenciar uma experiência de alegria e crescimento, e só vai conseguir isso se aprender a viver em plenitude o seu momento presente.

Pare de achar que já recebeu o suficiente da vida e que desejar mais é egocentrismo ou egoísmo seu, afinal, existem pessoas numa situação muito pior. O Universo é abundante e não escasso. Receber bênçãos da vida não irá privar outras pessoas de também terem essas mesmas bênçãos. Não existe um Deus que diz: "Calma, calma, já atendi alguns de seus desejos. Agora vá para o final da fila e espere sua vez chegar novamente". Ao atrair saúde, prosperidade e sucesso para sua vida você não está tirando-os de ninguém.

A vida pode e deve ser boa para você. Não deixe que suas crenças limitantes ou seus sabotadores te impeçam de levar a vida que você prometeu a si mesmo que viveria lá na infância, quando todos os sonhos pareciam possíveis, e que só não viraram realidade até agora porque você parou de acreditar que seria possível. E quando perdeu a fé, parou de agir.

Quando você concentra sua atenção no momento presente e aprende a valorizar cada pequeno prazer daquela experiência mágica que está vivendo, sente uma profunda alegria e satisfação, e a vida te dá mais do mesmo. A sua capacidade de ver os aspectos positivos de qualquer coisa que você esteja desejando realizar se expande, você identifica novas oportunidades e seus sonhos transformam-se em realidade, o que traz ainda mais alegria.

Nós nascemos para sermos felizes, vivendo sintonizados com o amor e com a harmonia. É evidente que haverá momentos de tristeza, porque a dualidade faz parte da vida, mas se você aprende a se conectar com a gratidão, passará por esses momentos aproveitando o máximo de lições que puder e seguirá adiante. Quando você está alegre, grato, amando, apreciando ou elogiando, você está em harmonia com a Fonte.

E agora você está pronto para começar a jornada da gratidão, colocando em prática tudo o que viu até aqui e construindo os alicerces para uma nova vida, muito mais abundante, próspera, plena, saudável e feliz. Vamos lá?

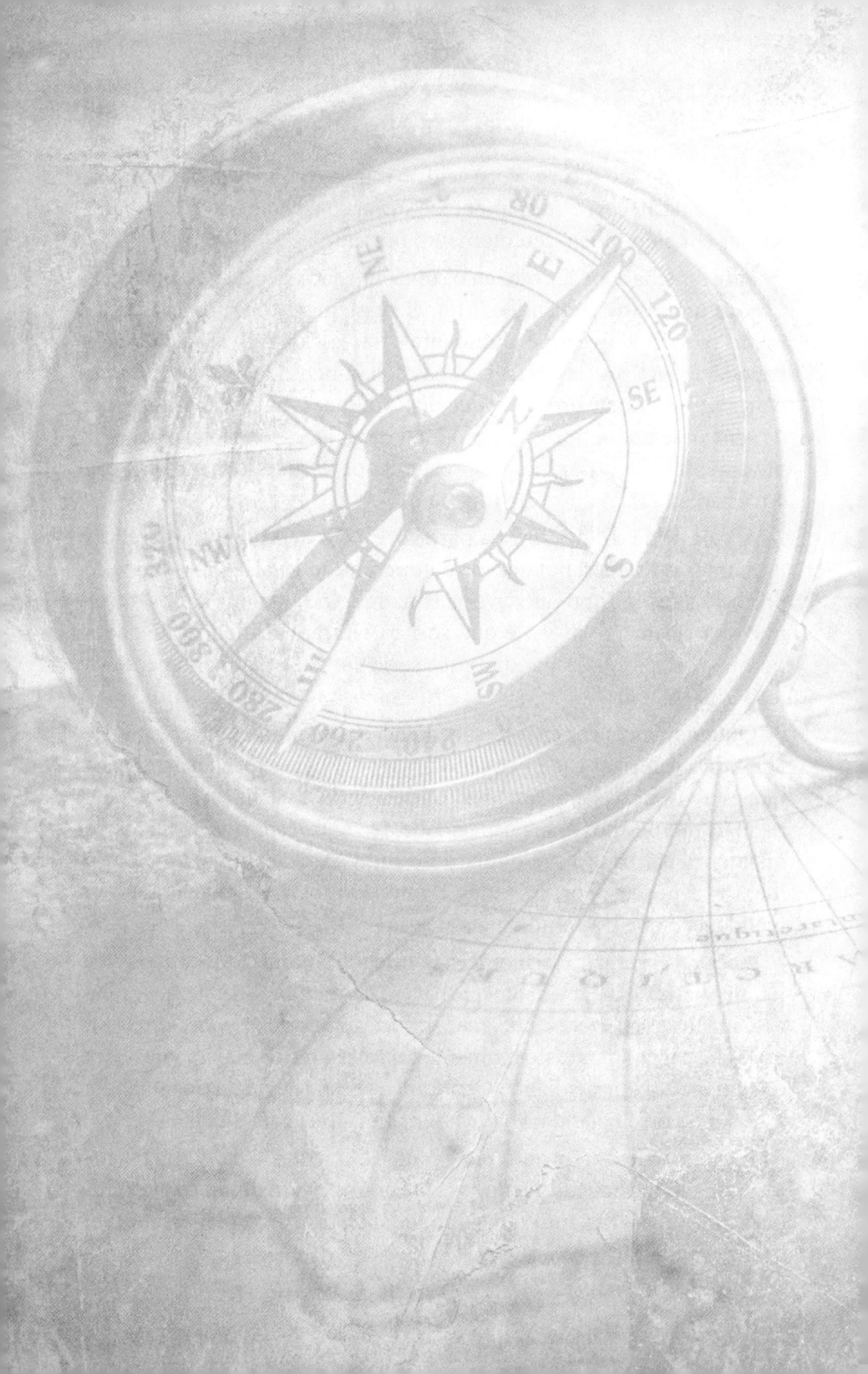

Segunda Parte

A Jornada da Gratidão

(Ou o que o seu lado crédulo precisa praticar para transformar sua vida)

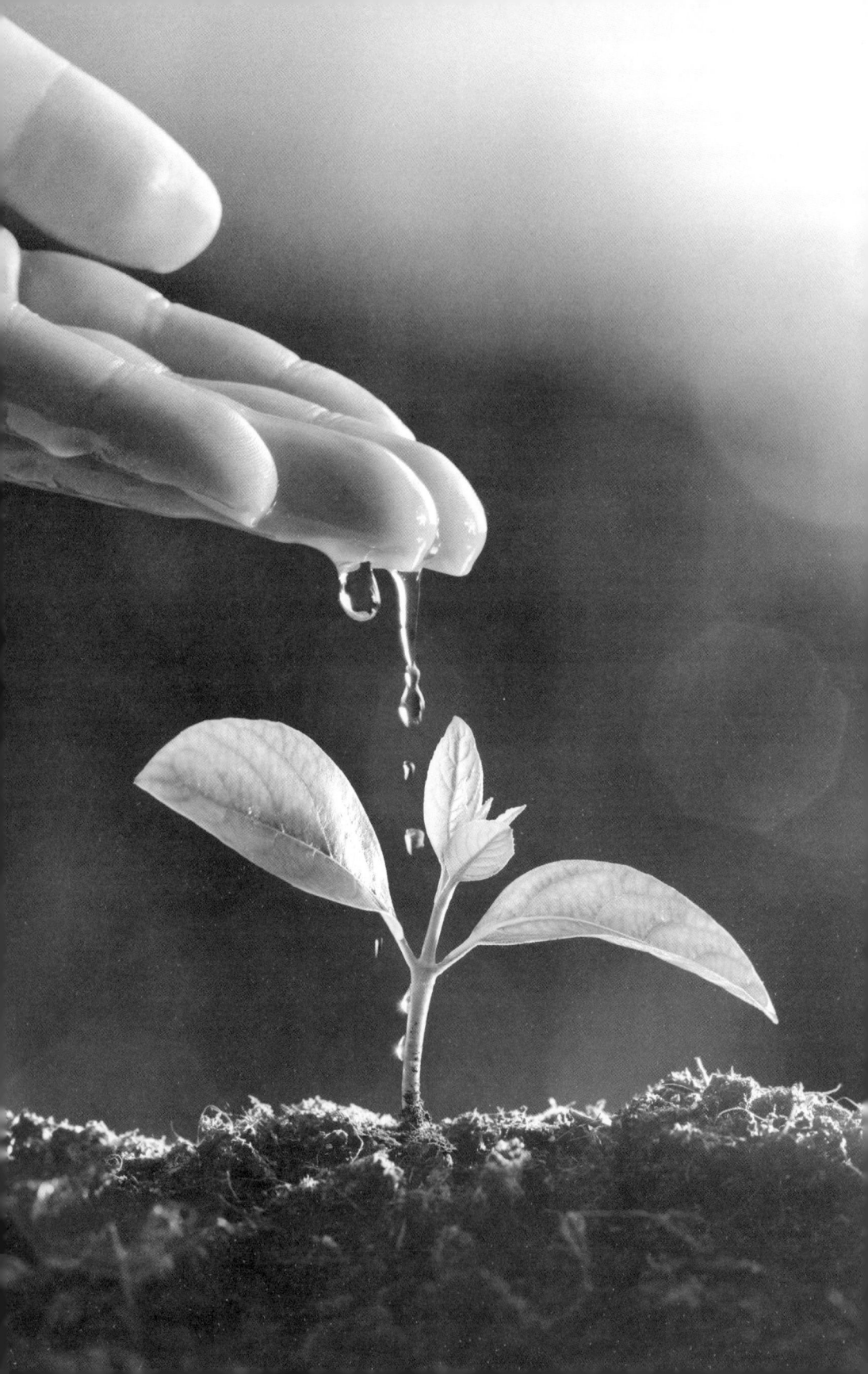

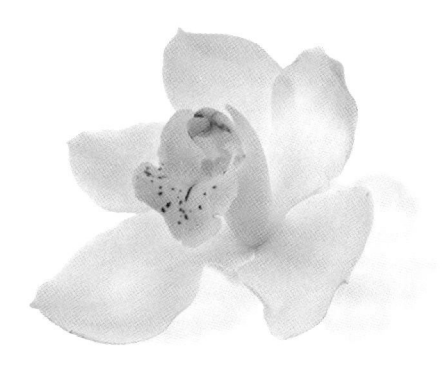

Preparando-se para começar

Aqui começa então nossa Jornada da Gratidão. O objetivo é transformar a gratidão num hábito em sua vida, pois isso vai alterar o seu destino.

Instalar novos hábitos está ao alcance de todos. Para isso, são necessários dois ingredientes importantes: escolher uma mudança que seja coerente com sua escala de valores e treinar até que a aprendizagem daquele novo comportamento se consolide em sua mente.

E por que precisamos adquirir o hábito da gratidão? Porque isso tem o poder de mudar a sua vida para muito melhor. Lembre-se: a gratidão é a ferramenta mais poderosa para você vibrar na frequência certa e assim identificar todas as oportunidades que acontecem à sua volta, o tempo todo, e que até então não estavam sendo percebidas por você.

Até há pouco tempo pensava-se que modificar e automatizar um hábito exigia 21 dias. Excesso de otimismo! Alguns estudos recentes mostram que não é bem assim. O estudo de Jane Wardle, do University College de Londres, publicado no European Journal of Social Psychology, afirma que para transformar um novo objetivo ou atividade em algo automático, de tal forma que não tenhamos de ter força de vontade, precisamos de 66 dias.

Foram analisadas 96 pessoas que deveriam escolher um comportamento diário que desejassem transformar em um hábito. A maioria delas escolheu uma atividade relacionada à saúde, como comer uma fruta todos os dias no almoço ou fazer uma breve caminhada à noite.

O estudo durou 84 dias nos quais os participantes compartilhavam seus resultados por meio de um site. Na maioria dos casos, levaram em média 66 dias até a formação de um hábito. No entanto, foram registradas variações. Aqueles que optaram por atividades mais simples, como beber um copo de água após o café da manhã, instalaram um hábito após uma média de 20 dias. Já um dos participantes que optou por fazer exercícios físicos pela manhã precisou de mais de 84 dias.

A partir desse estudo optei por fazer para você uma jornada de 33 dias. Se ao final dela você identificar que o hábito da gratidão já está devidamente instalado, missão cumprida. Poderá seguir seu caminho sozinho, continuando a praticar a gratidão para sempre. Agora se você perceber que ainda se esquece de agradecer diariamente, recomece a jornada, fazendo os 33 exercícios, que darão um total de 66, que é o número aconselhado pelas pesquisas para consolidar novos hábitos.

Os exercícios que escolhi para você são muito envolventes, gostosos de realizar e não tomarão um tempo extra de seu dia, porque a maioria deles será adaptado às práticas diárias que você já possui como se alimentar, tomar água, respirar, caminhar ou tomar banho. Durante anos coletei inúmeros exercícios de gratidão a partir de pesquisa em livros, sites, blogs e envio de alunos. Realizei inúmeras alterações para potencializar os resultados alcançados e testei cada um desses exercícios para comprovar sua efetividade. Eles vão levar as suas finanças, relacionamentos, saúde e seus negócios para um novo patamar de resultados, permitindo que você tenha a vida que deseja e merece.

O ideal é não interromper a jornada, pois hábitos exigem constância para serem instalados. Assim, se você falhar um dia ou dois, não precisa começar do zero, mas ao menos volte 3 exercícios e recomece daquele ponto a fim de conectar sua mente no processo de aprendizagem que está ocorrendo.

Sugiro que você leia o exercício seguinte sempre na noite anterior para preparar os recursos de que irá dispor. Embora seja tudo muito simples, alguns vão necessitar que você providencie algumas coisas, como é o caso do Caderno da Gratidão ou o Pote da Gratidão.

Nossa jornada de 33 dias, ou 66 se você sentir necessidade de refazer, irá reprogramar a sua mente, permitindo que a gratidão se infiltre em sua consciência, tornando-se mais do que um hábito, uma atitude instintiva. Isso fará com que você se conecte com a positividade mesmo nos momentos difíceis da vida.

Outra coisa interessante que faremos é o seguinte: nesse exato momento, muita gente está lendo este livro e começando a jornada assim como você. Sabemos que quando duas ou mais pessoas estão reunidas em torno da mesma causa, Deus ali está presente; o Universo age de maneira mais poderosa e os resultados de todos se aceleram. Então vamos compartilhar nossa caminhada no Facebook. Funcionará da seguinte forma: você vai tirar fotos de algumas coisas que vamos produzir na jornada e postar em seu Facebook escrito o seguinte **#jornadadagratidao, #agratidaotransforma** e também **#marcialuz**. Assim, quando qualquer um de nós digitar no campo pesquisar do Facebook **#jornadadagratidao, #agratidaotransforma** e também **#marcialuz** vai visualizar tudo o que os demais leitores deste livro postaram. Isso vai criar uma grande comunidade de gratidão na internet. Além disso, em minha fanpage sempre realizo a Jornada da Gratidão. Para participar você só precisa entrar no seguinte endereço: www.facebook.com/marcialuz.fanpage

A partir de hoje você verá que será possível resolver problemas e alcançar resultados com maior fluidez e facilidade. Entrará em Fluxo Total com o Universo, que vai conspirar para que você esteja no lugar certo, na hora certa, e atento para as oportunidades que surgirem, sendo capaz de agarrá-las.

No entanto, para quem não sabe onde quer chegar ou o que quer alcançar, qualquer vento parece favorável. Se você deseja levar a sua vida para um novo patamar de resultados, seja na área profissional ou pessoal, é importante ter clareza do que quer realizar.

Assim, no próximo capítulo vou te ajudar a definir quais são seus sonhos e metas, de tal forma que a Jornada da Gratidão realmente seja capaz de transformar sua vida.

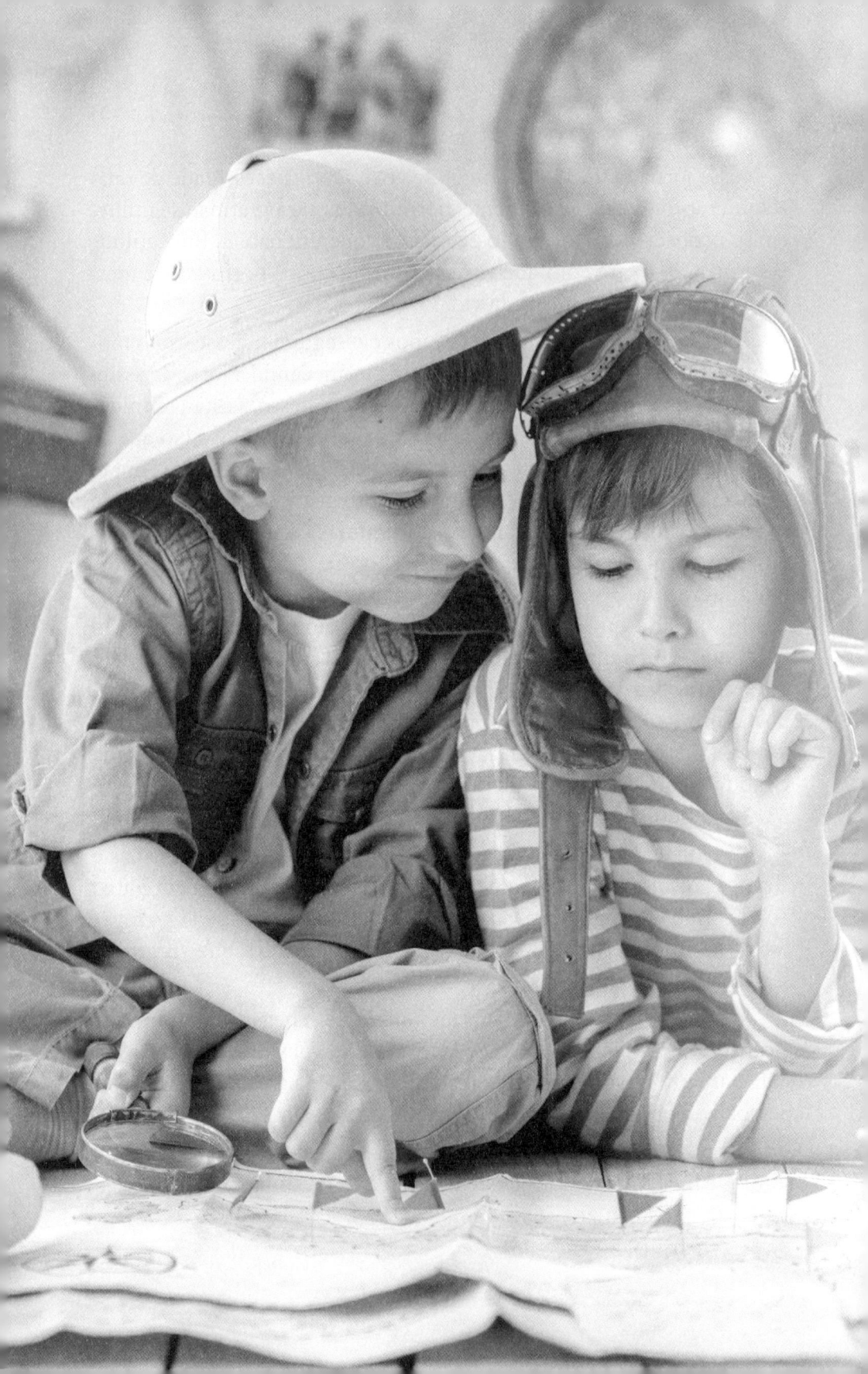

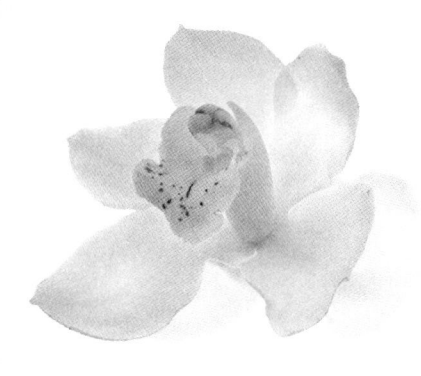

Quais são os seus sonhos?

Ao longo dos meus 23 anos de trajetória profissional, tive a oportunidade de ajudar mais de 212.000 mil pessoas apenas com as minhas consultorias, palestras e treinamentos. Isso sem contar com os leitores de meus quatro livros anteriores. E em quase todos eles encontrei uma enorme dificuldade para responder uma das primeiras perguntas que você deve ter ouvido em sua infância: "O que você quer ser quando crescer?". Comento com meus alunos e minha audiência que vivemos na onda do Zeca Pagodinho, do "deixa a vida me levar".

Viemos de uma geração onde as pessoas não precisavam tomar decisões acerca de seus futuros. Os homens nasciam e iam trabalhar na roça ou continuavam no ofício da família; as mulheres eram criadas para cuidar da casa e criar os filhos; ambos escolhiam a cara metade entre os vizinhos mais próximos; seguiam a religião dos pais. Fazer escolhas é algo que está sendo experimentado pelas novas gerações, e isso costuma provocar estresse e ansiedade.

Dediquei-me ao estudo desse tema e foi assim que nasceu o meu terceiro livro, *Construindo um Futuro de Sucesso*. Uma das investigações que fiz foi para descobrir por que as pessoas evitam colocar no papel seus sonhos e projetos de futuro e a história a seguir ilustra bem um dos motivos principais.

Estava eu ministrando uma palestra sobre a importância de planejar a própria vida, onde eu aplicava um exercício em que as pessoas precisavam anotar seus sonhos ou projetos de futuro. Uma das participantes me olhou e disse:

– Casa em Angra dos Reis.

E eu respondi:

– Ótimo projeto. Anote aí no papel.

E ela prontamente me falou:

– Eu não posso.

Naquele momento imaginei que talvez ela não fosse alfabetizada, porque eu havia esquecido de checar isso com a área de RH. E perguntei:

– Você não sabe escrever, é isso? Quer que eu ajude?

– Sei, sim, dona Marcia Luz. Eu estudei.

– Então, por favor, escreva Casa em Angra dos Reis

– Eu não posso.

– Pode sim. Eu te prometo. Papel aceita tudo. Não há risco do papel cuspir de volta o que você escreveu.

E ela insistiu:

– Eu não posso.

Então pela última vez eu perguntei:

– Mas por que não pode.

E foi aí que ela me deu uma resposta que realmente me alertou para o quanto este problema é sério e generalizado no mínimo em todo o Brasil, onde realizei as minhas pesquisas:

– Porque se eu anotar e não conseguir, eu vou me...FRUSTRAR!

É possível que você tenha acertado a resposta que minha aluna deu e te asseguro que não é por acaso; possivelmente você sofre do mesmo mal. Definir-se por algumas metas e objetivos compromete; admitir que pretende realizar um projeto e correr o risco de fracassar exige coragem. No entanto, se você não sabe onde quer chegar, corre o risco de rodar em círculos por muito tempo, ou ter a sua vida definida e determinada pelos outros.

A gratidão vai te ajudar a potencializar a possibilidade de transformar seus sonhos em realidade. E para isso você precisa saber quais são eles. Então a seguir vamos definir alguns sonhos que você pretende alcançar e a primeira etapa é colocá-los no papel, porque a neurociência descobriu que quando você anota seus objetivos aumenta em até 60% a possibilidade de realização.

Então vamos lá. Você vai precisar de um caderno que iremos chamar de Caderno das Metas. Nele você vai anotar todos os sonhos, objetivos e metas que possui nas seguintes áreas da vida: profissional, educacional, familiar, saúde e lazer. Você pode incluir outras áreas tais como espiritualidade, comunidade ou qualquer outra que seja importante para você, mas não deixe de trabalhar as 5 áreas básicas que estou indicando aqui. Você pode separar o seu caderno em 5 blocos e listar seus objetivos por área ou fazer uma lista única, mas neste caso anote ao lado de cada item a que área ele pertence. Esse controle é para evitar que você coloque sua atenção apenas num dos aspectos da sua vida, deixando os demais em segundo plano, e com isso prejudicando-os. Quem se dedica apenas à profissão, por exemplo, vê sua saúde ou relacionamentos detonarem.

E antes que você me pergunte se pode utilizar a própria agenda para anotar seus objetivos, eu vou sugerir que não faça isso. O seu caderno das metas é algo sagrado, que vai te dar muito prazer, e não deve se misturar com lista de tarefas a serem feitas, reuniões agendadas, ou lembretes do dia a dia.

Você não vai precisar anotar o "como" vai alcançar cada um dos objetivos e metas e sim "o que" quer realizar. E procure ser o mais específico possível, dando foco para o seu cérebro. Se quiser adquirir sua casa própria, por exemplo, imagine-a com a maior riqueza de detalhes que puder: quantos cômodos ela terá, como será a área externa, de que cor serão as paredes, como será a fachada da casa, como ela é em matéria de acústica e ventilação, qual a sua localização.

Anote os objetivos mais simples e até corriqueiros, como trocar o chuveiro ou comprar um livro e também aquelas metas mais complexas, como conhecer o país de seus sonhos ou adquirir a casa própria.

A cada 3 meses, volte em seu caderno das metas, conferindo a lista e dando OK ao lado daqueles que foram realizados. Isso vai gerar em você motivação e coragem para ir atrás das metas mais ousadas. E você pode incluir novos itens em seu Caderno das Metas no momento que quiser, sem limites para o tamanho da sua lista.

Quando você tem clareza das coisas que deseja para sua vida, adquire a possibilidade de usar o poder da gratidão a seu favor para conquistar tudo o que precisa para ser feliz e realizado.

Você descobrirá o Poder da Gratidão realizando essa jornada. A sua vida nunca mais será a mesma porque a Gratidão Transforma.

DIA 1

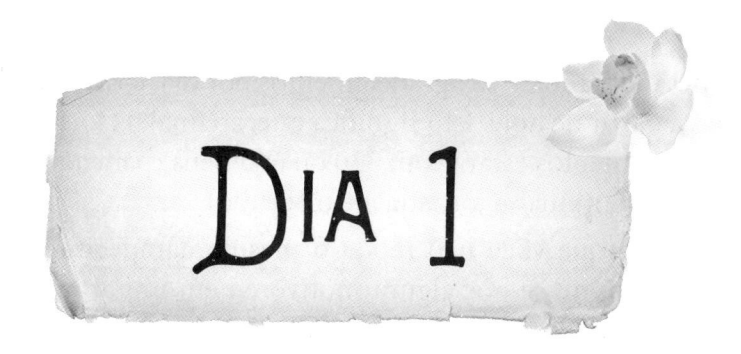

O Caderno da Gratidão

Este é nosso primeiro exercício e ele vai nos acompanhar durante os 33 ou 66 dias de sua Jornada da Gratidão. Você vai escolher um caderno que considere especial para ser o seu **Caderno da Gratidão**. É importante que seja um caderno que lhe agrade porque irá te acompanhar durante todo esse período e possivelmente continuará sendo utilizado por você durante muito tempo, mesmo depois que encerrar a jornada.

Sugiro que não reaproveite uma agenda, que não faça arquivos no computador. A ideia é um caderno que será exclusivo para os seus exercícios de gratidão. Se você tem habilidades artísticas, enfeite seu caderno, personalizando-o; se não tem, escolha uma capa que fale com sua alma, porque esse caderno será muito significativo em nosso processo.

E o que você vai fazer com o caderno uma vez escolhido e preparado? Você vai começar a enumerar todas as bênçãos de sua vida, as que já ocorreram, as que estão presentes hoje e as que começarão a acontecer durante sua jornada.

O desafio é anotar 10 agradecimentos por dia, e isso faremos todos os dias a partir de hoje. Isto significa que, ao final da jornada, sua lista de agradecimentos estará com 330 ou 660 itens (para aqueles que optarem por continuar a jornada até o 66º dia).

O ideal é que você não repita o mesmo agradecimento mais de uma vez, porém, se por algum motivo é bem importante para você repetir porque aconteceu algo significativo ligado àquele tema, não há problema algum.

Sei que parece difícil se imaginar tendo tantas coisas para agradecer, mas lembre-se que são apenas 10 itens por dia, e quanto mais você for exercitando, mais fácil ficará. Com a prática, perceberá que é capaz de lembrar-se de 10 itens apenas repassando o seu dia e identificando 10 coisas boas que ocorreram.

Sugiro que deixe esse caderno ao lado da cabeceira de sua cama, junto com uma caneta, e anote seus 10 agradecimentos todos os dias antes de acordar.

Queremos compartilhar essa experiência com nossa comunidade de pessoas que querem ajudar a transformar o mundo, então você pode tirar uma foto de seu caderno e postar em seu Facebook, lembrando de colocar **#jornadadagratidao,** **#agratidaotransforma** e **#marcialuz** para que todos possam encontrar sua postagem.

Aprender a ser grato é muito poderoso porque a vida nos dá mais do mesmo. Se você agradece pelo dinheiro que recebeu de salário, ainda que esteja ganhando pouco, isso não vai fazer com que o Universo entenda que você está feliz e conformado apenas com aquele valor; o que ocorre energeticamente quando você agradece pelo dinheiro, e não importa a quantia, é que mais dinheiro chegará a sua vida; e aí você agradece de novo, e assim sucessivamente. Se você agradece pela saúde, ainda que ela esteja precária, mais saúde terá. Procure se concentrar nas áreas de seu corpo que estão funcionando bem e a energia positiva que você concentrará ali vai fluir para os outros órgãos que precisam se restabelecer. Se você agradece por um relacionamento, ainda que ele passe longe de ser o ideal, verá que a cada dia a relação de vocês vai progredir de maneira espantosa.

Quando você adquirir o hábito de agradecer mais, automaticamente perceberá que está reclamando menos. Quando aumentamos a luz de uma sala, e escuridão diminui, não há espaço para ambas. E isso vai mudar completamente a maneira como as coisas passarão a ocorrer em sua vida. De repente, tudo vai começar a fluir; afinal, você substituiu a qualidade das sementes que está plantando e a colheita será muito mais positiva.

Quando terminar de escrever os 10 itens do dia, releia-os e diga 3 vezes em voz alta: obrigado, obrigado, obrigado.

Quanto aos motivos para agradecer, você pode escolher dos mais simples aos mais significativos, os gerais e os específicos, os do seu passado, presente ou as bênçãos que você sabe que o futuro está te reservando.

Abaixo segue uma lista de temas que vão te ajudar a lembrar das principais áreas nas quais você poderá buscar motivos para ser grato.

- Saúde e corpo
- Carreira e negócios
- Aprovação em provas ou concursos
- Relacionamento familiar e social
- Vida e natureza
- Prosperidade e dinheiro
- Bens materiais e serviços
- Amor, felicidade e sucesso
- Viagens, passeios e hobbies
- Comunidade e trabalhos filantrópicos
- Qualquer tema de sua preferência.

Quanto maior for a sua gratidão, mais rápido perceberá as transformações em sua vida. Então faça de seu Caderno da Gratidão um grande companheiro de hoje em diante.

EXERCÍCIO NÚMERO 1:
O Caderno da Gratidão

1. Escolha um caderno especial que será o seu Caderno da Gratidão;
2. Todos os dias, ao acordar, anote dez motivos pelos quais você é grato em sua vida;
3. Uma vez anotados os 10 itens, releia-os e diga em voz alta 3 vezes: obrigado, obrigado, obrigado.
4. Repita esse exercício todos os dias da jornada assim que acordar.

DIA 2

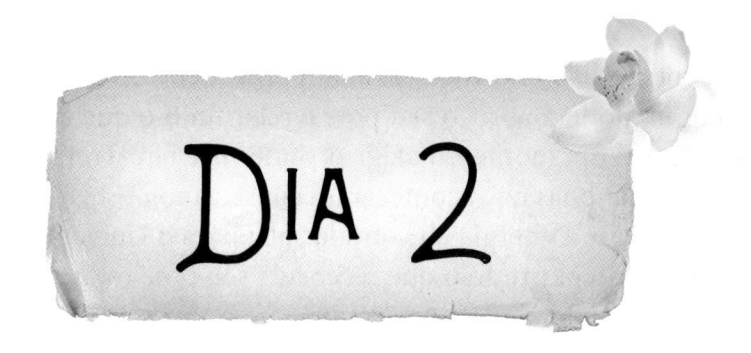

O Pote da Gratidão

Hoje você terá mais uma providência a tomar. Fique tranquilo, pois apenas os primeiros exercícios da jornada exigirão de você dispor de alguns materiais e embora exija um certo empenho, eu te asseguro que valerá a pena, pois o efeito que esses primeiros exercícios vão provocar em sua vida é realmente muito grande.

Você vai fazer hoje o seu Pote da Gratidão. O material necessário é um pote com tampa, que pode ser de vidro ou qualquer outro material que lhe agrade. Assim como o caderno, é importante que seja bonito e simpático para você, pois ele vai te acompanhar no mínimo até o final do ano.

E o que você vai fazer com o pote? Coloque num local de sua casa ou escritório onde fique visível e toda vez que ocorrerem coisas pelas quais você se sente grato, anote num pedaço de papel, coloque no pote e assim por diante até vê-lo encher. Eu costumo visitar o meu pote a cada 3 dias e colocar novos bilhetinhos dentro, um para cada coisa que me faz sentir gratidão. No primeiro ano que utilizei esta técnica, após alguns meses tive que pegar os papéis que havia escrito e dobrar menor porque já não estava cabendo tudo ali dentro.

Durante todo o ano você vai assim proceder e no último dia deste ano, enfim, poderá abrir o seu pote e reler tudo o que anotou. Asseguro que será um momento mágico, onde você fará a retrospectiva de todas as coisas boas que aconteceram em seu ano. A seguir, queime os papéis para que a energia ali contida suba para o Universo como forma de gratidão por tudo o que recebeu e seu pote estará pronto para recomeçar a atividade no ano seguinte.

Eu já venho ensinando essa técnica do Pote de Gratidão para minha audiência do YouTube, no canal Marcia Luz TV, há algum tempo, e as pessoas relatam que tiveram resultados incríveis com o pote e inclusive começaram a dar potes desse tipo para amigos e familiares, divulgando o exercício.

Lembre-se de bater uma foto de seu pote e postar no Facebook com **#jornadadagratidao**, **#agratidaotransforma** e **#marcialuz** escrito ao lado, assim todos nós poderemos conhecer o seu pote.

EXERCÍCIO NÚMERO 2:
O Pote da Gratidão

1. Ao acordar, anote em seu Caderno da Gratidão os 10 itens de hoje pelos quais é grato; releia-os e diga em voz alta 3 vezes: obrigado, obrigado, obrigado.
2. Providencie seu Pote da Gratidão.
3. Anote em pequenos bilhetinhos os motivos pelos quais é grato e coloque no pote.
4. De tempos em tempos, faça novos bilhetes e vá enchendo o seu pote com os motivos pelos quais é grato.
5. No final do ano abra seu pote, releia todos os bilhetes, agradeça novamente e queime os bilhetes para liberar aquela excelente energia de gratidão de volta para o Universo. E seu pote estará pronto para recomeçar a atividade no próximo ano.

Dia 3

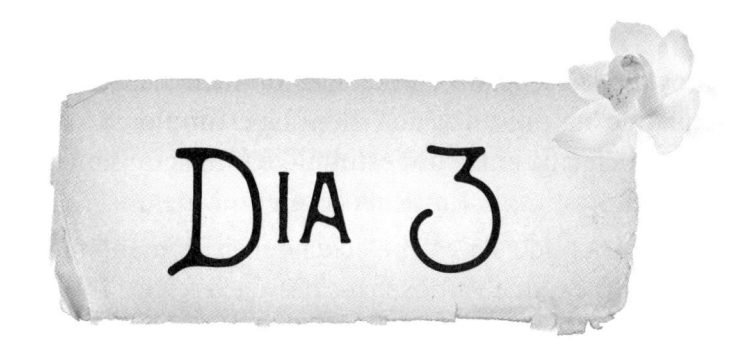

A Pedra da Gratidão

No exercício de hoje vamos criar uma ancoragem para que você comece e termine o seu dia lembrando-se de agradecer. Para isso, você vai providenciar uma pequena pedra; pode ser uma pedra de citrino, quartzo, ágata, zircônia, turquesa, topázio, ou qualquer outra pedra de sua preferência, incluindo uma pedra de jardim. Só é importante que ela caiba na palma de sua mão e que tenha a superfície lisa, de tal forma que seja agradável ao toque.

E antes que alguém imagine que estou propondo adorar falsos deuses, dar poder a uma pedra, esclareço que não é nada disso. Escolhi a pedra como nosso objeto de ancoragem porque é pequeno, prático e também não deixa de ser uma forma de manifestação de Deus na natureza.

Agora é preciso que você entenda o que é ancoragem e de que forma a pedra vai te auxiliar a lembrar-se de agradecer. Você já ouviu uma música que o fez recordar de alguém ou de algo? Já sentiu cheiro de terra molhada e transportou-se para a sua infância? Ou talvez tenha sentido um cheirinho de comida caseira e imediatamente veio em sua mente a lembrança de sua avó... Isso ocorre porque você, eu e todos temos uma capacidade de criar associações entre estímulos e processos internos, sejam emocionais ou mentais, e depois reproduzi-los quando na presença dos mesmos estímulos. Quando há uma ligação estabelecida entre um estímulo e uma lembrança ou emoção, dizemos que o estímulo funciona como uma âncora.

Uma âncora pode ser estabelecida de várias maneiras; a repetição é uma delas. E é o que vamos fazer nesse exercício. Todos os dias, ao acordar, você vai pegar sua Pedra da Gratidão na mão e falar em voz alta um motivo pelo qual é grato. Da mesma forma, antes de dormir, irá pegar sua pedra, lembrar-se de todas as coisas boas que ocorreram no dia e selecionar uma delas para agradecer. Diga em voz alta "Obrigado" ou "Gratidão". Procure deixar a pedra na cabeceira da sua cama, junto com o Caderno de Gratidão e ao olhá-la lembrará que precisa agradecer. Vamos transformar a pedra em uma âncora ou lembrete para garantir que você iniciará e terminará o dia conectado com a energia da gratidão.

Repita esse exercício de hoje em diante até o final desta jornada, combinado?

Você pode também tirar uma foto da sua pedra e postar em seu Facebook com a anotação **#jornadadagratidao**, **#agratidaotransforma** e **#marcialuz** para que possamos conhecer sua pedrinha.

EXERCÍCIO NÚMERO 3:
A Pedra da Gratidão

1. Ao acordar, anote em seu Caderno da Gratidão os 10 itens de hoje pelos quais é grato; releia-os e diga em voz alta 3 vezes: obrigado, obrigado, obrigado.
2. Providencie sua Pedra da Gratidão.
3. Todo dia, ao acordar, coloque sua Pedra da Gratidão na palma da mão e diga um motivo pelo qual é grato.
4. Todas as noites, antes de dormir, pegue sua Pedra da Gratidão, lembre-se de todas as coisas boas que ocorreram durante o dia e escolha a melhor de todas para agradecer.

Dia 4

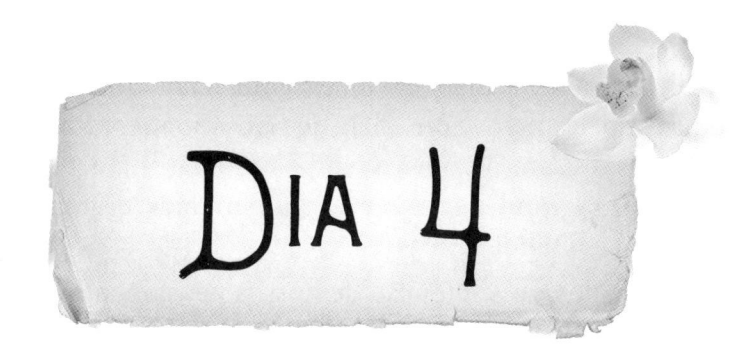

O Tempero da Gratidão

Imagine se você possuísse um tempero mágico que pudesse ser adicionado a todos os seus alimentos e bebidas de tal forma que ao serem ingeridos tivessem o poder de preservar ou restabelecer a sua saúde; imagine também que ele precisaria ser usado com frequência porque seu resultado seria cumulativo.

A boa notícia é que esse tempero existe e está disponível bem aí, nesse momento, diante de seus olhos. Estou falando do poder de energização que você possui em suas mãos.

Um estudo desenvolvido pela USP (Universidade de São Paulo), em conjunto com a Unifesp (Universidade Federal de São Paulo), comprova que a energia liberada pelas mãos tem o poder de curar qualquer tipo de mal-estar.

Desde os tempos primordiais, há evidências do poder de cura das mãos. Um dos maiores mestres da cura pela imposição das mãos foi Jesus; no Antigo Egito, a cura pelas mãos era praticada desde os primórdios, sendo de domínio dos sacerdotes, e foi extensivamente praticada nos templos de Osíris, Ísis e Hórus; na Inglaterra e na França medieval, a cura pelas mãos foi muito conhecida; no Tibete, há registros de cura pelas mãos com mais de oito mil anos. Muitas das culturas religiosas usam o poder de imposição das mãos para abençoar e curar. Enfim, grandes mestres da humanidade usaram e usam as mãos com essa finalidade.

Naturalmente que a intenção de nossos pensamentos e sentimentos é que modera as vibrações que são irradiadas através da imposição das mãos, sobre nós mesmos ou sobre os outros. E por isso associar a imposição de mãos com a prática da gratidão é uma fórmula muito poderosa.

No exercício de hoje vamos utilizar as nossas mãos para abençoar todos os alimentos e líquidos ingeridos. A proposta é que você comece a fazer isso de hoje em diante, durante toda a jornada. A cada refeição, lanche ou simplesmente quando for tomar um copo d'água você vai antes colocar suas mãos sobre os alimentos ou bebidas mentalizando energias positivas e enquanto ingere vai pensar a palavra: "obrigado". Dessa forma, o alimento ou bebida que seu corpo vai receber estará na vibração correta para promover curas ou a manutenção da saúde.

Quando você abençoa um alimento, está dizendo para o Universo: eu sou grato por que tenho o que comer e o que beber, porque a fartura está presente em minha vida, porque milhares de pessoas participaram da cadeia mundial de produção de alimentos para que ele chegasse até a minha mesa, porque os alimentos são um presente da natureza.

Se em algum momento do dia você se esquecer de agradecer enquanto se alimenta ou bebe algum líquido, assim que recordar, pare um segundo e faça o agradecimento. Antigamente, muitas famílias tinham o hábito de agradecer antes das refeições, mas infelizmente isso se perdeu; e se queremos usufruir dos benefícios desta técnica, precisamos insistir até que realmente vire hábito. Quando comecei a praticá-la, percebi que em muitas situações eu me esquecia de agradecer. Então pedi o auxílio de meu marido e filhos e agora um lembra o outro ao ver que alguém está ingerindo um alimento: "lembrou-se de agradecer?". Também começamos a fazer isso em conjunto nas refeições principais, embora meus filhos tenham protestado no início, dizendo que era uma prática ridícula. Ao que eu respondia: "Lamento se vocês acham esse hábito cafona ou ultrapassado, porém eu estou mais interessada na saúde e prosperidade de todos nós". Agora meus filhos não só aceitaram a ideia, como me lembram de fazer o momento da gratidão quando eu ameaço esquecer.

EXERCÍCIO NÚMERO 4:
O Tempero da Gratidão

1. Ao acordar, anote em seu Caderno da Gratidão os 10 itens de hoje pelos quais é grato; releia-os e diga em voz alta 3 vezes: obrigado, obrigado, obrigado.
2. A seguir, coloque sua Pedra da Gratidão na palma da mão e diga um motivo pelo qual é grato. E antes de dormir, repita o exercício escolhendo a melhor coisa que ocorreu no dia para agradecer.
3. Antes de ingerir qualquer alimento ou bebida, coloque suas mãos sobre eles, abençoando-os e enquanto ingere diga a palavra: "obrigado".

Dia 5

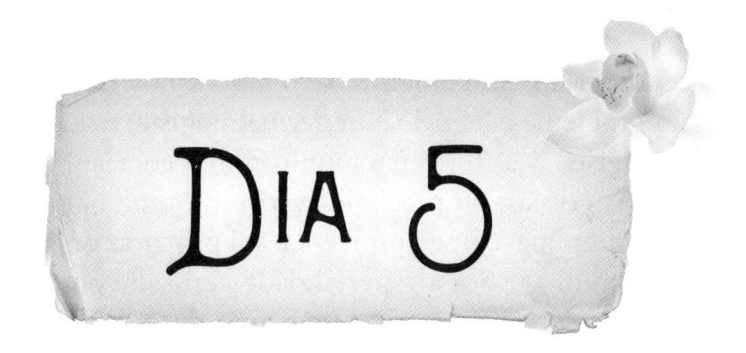

Seu corpo é templo de gratidão

René Descartes, filósofo, físico e matemático francês, foi considerado "o fundador da filosofia moderna" e um dos pensadores mais importantes e influentes da História do Pensamento Ocidental. Acontece que uma das contribuições de Descartes para a história foi a criação do dualismo cartesiano, onde ele postulava sobre a divisão ou dicotomia entre alma (ou mente) e corpo. A grande questão para ele era: como é possível que a alma, substância imaterial e sem uma extensão espacial, tenha qualquer poder sobre o corpo, constituído de matéria e com contornos espaciais claramente delimitados? Assim, estava levantado o muro entre corpo e mente. Seu trabalho influenciou profundamente a filosofia e a ciência da sociedade contemporânea e até hoje vivemos o efeito de suas teorias, que trouxeram avanços para a ciência, mas também muito prejuízo, uma vez que o ser humano foi compartimentado em caixinhas, como se mente e corpo tivessem quase nenhuma correlação.

Você percebe isso quando vai ao médico hoje e identifica as superespecializações. Se você está com problema no estômago, deverá procurar um gastroenterologista; se o caso é nos rins, um nefrologista; se o problema é de pele, um dermatologista; e se é no coração, um cardiologista. Mas torça para junto com o coração não ter afetado as artérias e veias, ou precisará recorrer a um angiologista! E se você não souber qual é o seu problema, vai procurar um clínico geral para te encaminhar para a especialidade certa. É como se o médico se preocupasse apenas com o órgão que adoeceu, tratando apenas o sintoma, a doença, e desconsiderando totalmente o dono daquele órgão, que tem uma história de vida que pode explicar as causas do problema, de tal forma que seja possível eliminá-lo pela raiz. Hoje, temos linhas como a homeopatia e outros tipos de medicina e terapias consideradas alternativas que tratam o ser humano como um TODO e não como algo separado em corpo e mente. Imagino até que René Descartes, se tivesse vivido hoje, com as informações e tecnologias de que dispomos, destruiria boa parte de seus tratados, embora muitos médicos insistam em mantê-los vivos e atuantes.

Você é corpo, mente, ideias, emoções, espiritualidade, tudo isso junto e integrado, definindo a sua história, o seu destino. É por isso que não adianta tratar de suas crenças limitantes, seus mecanismos sabotadores que povoam seus pensamentos e sentimentos, desconsiderando o corpo onde tudo isso habita.

É em seu corpo que seus pensamentos e emoções se materializam em forma de saúde ou de doença; equilíbrio ou desequilíbrio; prosperidade ou escassez. Portanto, seu corpo é o templo da gratidão e deve ser tratado com todo cuidado e respeito.

Valorizar o seu corpo significa conectar-se com a energia da saúde e assim ela vai começar a crescer dentro de você. Se quer ser saudável, precisa aprender a agradecer por cada uma das partes do seu corpo que lhe permitem interagir com o mundo.

O exercício que vamos fazer agora é para que você aprenda a conectar-se e agradecer por cada uma das partes de seu corpo. Leia os parágrafos a seguir e após cada um deles, feche os olhos, imagine o que acabou de ler e diga três vezes: "obrigado, obrigado, obrigado". Vamos começar:

Comece pensando em suas pernas e seus pés. É através deles que você se locomove pelo mundo, vai trabalhar, passeia com amigos e familiares, faz exercícios, visita novos locais, coloca-se de pé perante a vida, corre, pula, dança, salta, caminha na direção de seus objetivos, transporta-se de um lugar para outro. Aprender a andar foi o primeiro grande desafio vencido por você e de lá para cá isso parece tão usual e corriqueiro que talvez você tenha esquecido de agradecer. Então agora, de olhos fechados, pense em suas pernas e pés, e diga: "obrigado, obrigado, obrigado".

Agora é hora de pensar em suas mãos e braços. Quanta coisa eles te permitem fazer: escrever, abraçar um amigo, segurar seus filhos no colo, manipular utensílios, alimentar-se, acariciar alguém, cumprimentar, pegar objetos, dirigir, dar ou receber um presente, acenar, usar o computador, o telefone, tomar banho, ir ao banheiro, vestir-se, ser produtivo e a lista é interminável. Então feche os olhos e diga 3 vezes: "obrigado, obrigado, obrigado".

E que tal refletir sobre os órgãos dos sentidos? O tato permite que você diferencie o quente do frio, um objeto áspero de um macio, que você sinta o carinho de mãos macias, a suavidade de um beijo, o frescor de uma brisa ou o delicioso calor do sol. Então feche os olhos e repita: "obrigado, obrigado, obrigado".

O paladar também é fabuloso, pois nos permite sentir o sabor doce, salgado, azedo, amargo de cada um dos alimentos, identificando as nuances, os ingredientes de uma receita bem preparada. Na maioria das famílias, a alimentação está associada ao prazer, e não apenas à nutrição, e isso só é possível graças ao paladar. Então agora agradeça: "obrigado, obrigado, obrigado".

Agora é hora de se lembrar do olfato, que te permite sentir a fragrância das flores, ou de um bom perfume, o cheiro de terra molhada, o aroma da comidinha da mamãe, o frescor da pele da pessoa que você ama, ou o cheirinho de bebê. Diga: "obrigado, obrigado, obrigado".

E o que falar da audição que te permite ouvir a voz de seus amigos e familiares, apreciar uma boa música, usar o telefone, interagir com as pessoas através da fala, escutar histórias, ou os sons do mundo à sua volta. Repita então: "obrigado, obrigado, obrigado".

E ainda temos a visão. É através dela que você enxerga as cores, as formas, aprecia a beleza de um pôr do sol, de uma linda cachoeira ou a força do mar; você vê o rosto dos entes queridos, assiste TV, lê seus e-mails, o jornal e um bom livro, enxerga os caminhos por onde passa e a direção na qual deve seguir. Sem a visão, você perde boa parte do contato com o mundo. Portanto agradeça: "obrigado, obrigado, obrigado".

Não podemos deixar de lembrar do nosso cérebro, computador perfeito que processa mais de um milhão de mensagens por segundo. É ele que dá sentido a tudo que você percebe através da visão, audição, olfato, paladar e tato; é responsável pela inteligência que nos permitiu transformar o mundo a nossa volta, aumentando nossa qualidade de vida. É hora de dizer "obrigado, obrigado, obrigado".

E temos também os trilhões de células que trabalham de maneira sincronizada, harmoniosa e incansável para garantir a sua saúde. Agradeça por elas e também aproveite para demonstrar gratidão por seus órgãos internos: coração, pulmões, esôfago, estômago, rins, fígado, pâncreas, intestinos, aparelho reprodutor, veias e músculos, que estão o tempo todo filtrando, purificando e renovando tudo em seu corpo, trabalhando de maneira silenciosa e automática, sem que você tenha que se preocupar com isso. Diga: "obrigado, obrigado, obrigado".

Para a próxima etapa do exercício de hoje você deverá pegar um papel ou cartão e anotar a seguinte frase: SOU GRATO PELA SAÚDE QUE ME MANTÉM VIVO.

Coloque esse papel num local que você veja várias vezes ao dia e sempre que passar por ele leia novamente em voz alta, no mínimo 4 vezes no dia. Você não imagina o bem que estará fazendo com esta simples técnica de restabelecimento e preservação de seu estado de saúde. Aproveite.

Se desejar, pode bater uma foto de seu cartão e postar no Facebook com as seguintes frases **#jornadadagratidao, #agratidaotransforma** e **#marcialuz** e assim todos nós iremos ver.

EXERCÍCIO NÚMERO 5:
Seu corpo é templo de gratidão

1. Ao acordar, anote em seu Caderno da Gratidão os 10 itens de hoje pelos quais é grato; releia-os e diga em voz alta 3 vezes: obrigado, obrigado, obrigado.
2. Em seguida, coloque sua Pedra da Gratidão na mão e diga um motivo pelo qual é grato. Repita antes de dormir escolhendo a melhor coisa que ocorreu no dia.
3. Anote num cartão a seguinte frase: SOU GRATO PELA SAÚDE QUE ME MANTÉM VIVO.
4. Deixe num local onde você possa vez de vez em quando e leia a frase em voz alta no mínimo 4 vezes no dia.

Dia 6

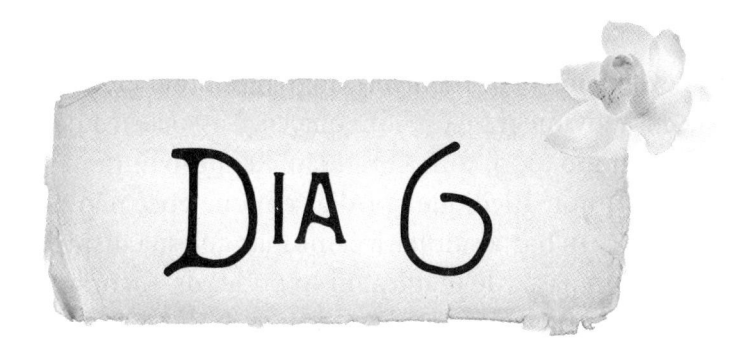

Os 100 passos da gratidão

O exercício de hoje vai permitir que mais uma vez você trabalhe com o mecanismo da ancoragem, como fizemos com a pedra da gratidão, só que desta vez vamos fazer algo ainda mais forte: você vai ancorar a gratidão em seus passos!

Imagine como seria se a cada passo que dá na vida você se lembrasse de agradecer! Simplesmente seu fluxo de energia se manteria vibrando na frequência correta o tempo todo. Ancorar a gratidão em seus passos permitirá que você agradeça enquanto caminha, e isso será capaz de renovar suas forças sempre que se encontrar desanimado, infeliz ou insatisfeito.

Sua tarefa consiste no seguinte: você vai escolher um local onde deseje caminhar, pode ser ao ar livre ou dentro de casa. Marcando o lugar onde começou, irá escolher um trajeto e contar exatamente 100 passos. Ao chegar ao local do centésimo passo, deverá fazer o caminho de volta, até o ponto de origem, sendo que desta vez, a cada passo que dá, no lugar de contar de 1 a 100, irá dizer a palavra "obrigado", de tal forma que quando chegar no ponto de origem terá dito 100 vezes obrigado.

Esse exercício, além de divertido, é muito eficaz, porque coloca a energia em movimento e faz com que você associe o ato de andar, que fazemos o tempo todo, com a gratidão. Repita-o durante alguns dias e vai ficar tão automático que nos dias em que você não estiver se sentindo muito bem basta sair para caminhar que sua disposição vai mudar como num passe de mágica. Eis o poder da ancoragem em ação.

Você pode filmar ou fotografar um pequeno trecho de sua caminhada e postar em seu Facebook para que possamos ver também. Para isso só precisa colocar ao lado da foto os seguintes dizeres: **#jornadadagratidao**, #agratidaotransforma e #marcialuz.

EXERCÍCIO NÚMERO 6:
Os 100 passos da gratidão

1. Ao acordar, anote em seu Caderno da Gratidão os 10 itens de hoje pelos quais é grato; releia-os e diga em voz alta 3 vezes: obrigado, obrigado, obrigado.
2. Pegue sua Pedra da Gratidão e diga um motivo pelo qual é grato. Repita antes de dormir escolhendo a melhor coisa que ocorreu no dia.
3. Escolha um local onde deseja caminhar. Defina o trajeto e dê 100 passos naquela direção, contando de um até cem.
4. Retorne ao ponto de origem fazendo o mesmo caminho, mas agora a cada passo diga a palavra obrigado, de modo que você repetirá esta palavra cem vezes.
5. Vá até seu pote de gratidão e se já existem bênçãos ocorrendo em sua vida, lembre-se de anotar nos bilhetinhos e depositar no pote.

Dia 7

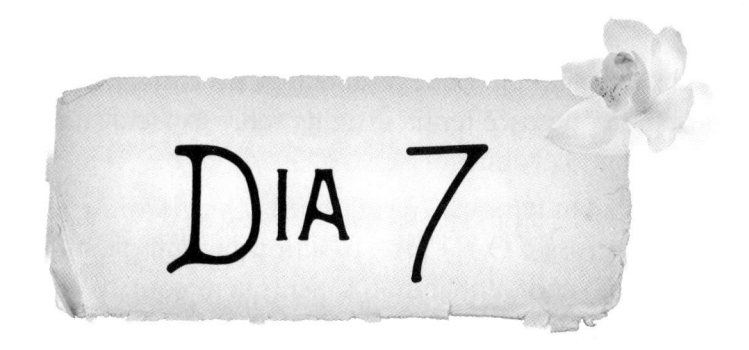

O Banho da Gratidão

Acredite ou não, a hora do banho também pode ser um excelente momento para praticar a gratidão. Além de ser uma oportunidade para relaxar, a água também ajuda a lavar todas as impurezas, não só do corpo, mas também do espírito, desde que haja uma intenção consciente nesse sentido.

Nosso exercício será composto de 3 etapas que você vai praticar durante o banho. Na primeira etapa deixará a água escorrer pelo seu corpo e imaginará que todas as impurezas estão sendo levadas pelo ralo e que a água está purificando e abençoando você.

Na etapa seguinte, você vai começar a ensaboar cada uma das partes do seu corpo enquanto irá dizendo: sou grato pelo meu braço, pela minha mão, pelos meus ombros, pelo meu pescoço, pelo meu peito, pela minha barriga e assim sucessivamente até que tenha ensaboado e agradecido por cada uma das partes de seu corpo. Depois vai fechar os olhos e, sentindo a água escorrer, agradecerá pelos órgãos internos, concentrando-se naqueles que estão mais saudáveis e imaginando a energia da saúde sendo distribuída por todos os outros órgãos, ossos, veias e músculos.

Finalmente, na terceira etapa, já purificado e renovado, feche os olhos mais uma vez, ainda debaixo d'água, e fique em silêncio, procurando abrir espaço para que a sabedoria do Universo sopre em seus ouvidos, para que você tenha insights sobre aspectos de sua vida que estão precisando evoluir.

De tempos em tempos, eu sugiro uma vez por mês, inclua em seu banho o sal grosso. O sal grosso, quimicamente falando, é a união do cloro com o sódio; quando o sal entra em contato com a água, os átomos do cloro e do sócio se separam para reagir com a água. As partículas negativas do ambiente, pessoa ou objeto, são atraídas magneticamente para a parte do sódio, e as carregadas positivamente serão atraídas pelo cloro. Assim, o sal absorve a negatividade em excesso, e a parte positiva que estiver em desequilíbrio.

É por isso que banho de sal grosso e o antigo escalda-pés (mergulhar os pés em salmoura bem quente) tem o poder de neutralizar a eletricidade do corpo. Para quem mora longe da praia é um ótimo jeito de relaxar e renovar as energias. Agora se você tem oportunidade de tomar banho de mar, já estará utilizando as maravilhosas propriedades de renovação que o sal grosso oferece.

EXERCÍCIO NÚMERO 7:
O Banho da Gratidão

1. Ao acordar, anote em seu Caderno da Gratidão os 10 itens de hoje pelos quais é grato; releia-os e diga em voz alta 3 vezes: obrigado, obrigado, obrigado.
2. Pegue sua Pedra da Gratidão e diga um motivo pelo qual é grato. Repita antes de dormir escolhendo a melhor coisa que ocorreu no dia.
3. Durante o banho, deixe a água escorrer pelo seu corpo, lavando as impurezas e abençoando você.
4. Ensaboe cada parte do corpo enquanto irá dizendo: sou grato pelo meu braço, pela minha mão, e assim por diante. Depois pelos órgãos internos, ossos, veias e músculos.
5. Feche os olhos e fique em silêncio para que alguns insights ocorram.

Dia 8

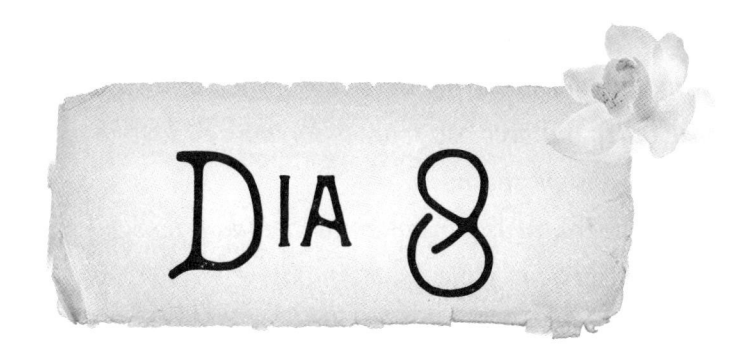

O Decreto da Gratidão

É muito complicado ser grato à vida e às pessoas à sua volta quando você não se ama e não se aceita. Eu diria que é impossível viver em paz se você não gosta da pessoa que te olha no espelho. A gratidão passa pela autoaceitação e pela resolução dos conflitos internos, que, via de regra, são reflexos dos sabotadores e das programações mentais que detonam sua autoestima.

O exercício de hoje vai ajudar você a reprogramar a sua mente, ajudando-o a fazer contato com o seu verdadeiro eu e com a sua essência.

Para realizá-lo, procure um local tranquilo, onde você possa ficar em silêncio e sem interrupções por alguns minutos. Coloque uma música relaxante, sente-se de maneira confortável e leia o texto abaixo devagar procurando deixar que as palavras toquem fundo sua mente e seu coração.

Eu _____ (nome completo) expresso minha gratidão pela vida.

Eu _____ (nome completo) entro agora num novo espaço de consciência onde eu me vejo como EU SOU! Estou criando novos pensamentos acerca de mim e da minha vida.

Minha nova forma de pensar se converte em novas experiências.
Hoje é outro dia precioso sobre a Terra e vou vivê-lo com alegria.
Hoje sou uma pessoa nova.
Relaxo e libero meus pensamentos de toda a tensão.
Hoje eu estou bem. Hoje estou em paz.
Estou relaxado e vivo de forma pacífica.
Sou uma pessoa livre que vive em um mundo que é o reflexo do meu amor e minha compreensão.
Estou em harmonia com a vida, com a sabedoria e amor infinito.
Estou do meu próprio lado, consciente que o fluxo natural da vida me conduz para o meu bem maior.
Utilizo minhas palavras e meus pensamentos como instrumentos para dar forma ao meu futuro.
Expresso minha gratidão com frequência e busco coisas pelas quais sou grato.
Minha vida está plena de agradecimento.
Sou UNO com o Poder que me criou. Estou seguro e salvo e tudo está bem em meu mundo.
Eu sou a GRATIDÃO INFINITA pela minha vida aqui e agora.
Assim É. Obrigado amado Universo!

Após a leitura do texto, respire bem fundo e diga três vezes: obrigado, obrigado, obrigado. Você está pronto e renovado para ter um dia maravilhoso ou uma noite tranquila, conforme o horário que decidiu fazer a leitura do texto.

Para potencializar seus resultados, sugiro que ele seja repetido pelos próximos 7 dias.

EXERCÍCIO NÚMERO 8:
O Decreto da Gratidão

1. Ao acordar, anote em seu Caderno da Gratidão os 10 itens de hoje pelos quais é grato; releia-os e diga em voz alta 3 vezes: obrigado, obrigado, obrigado.
2. Pegue sua Pedra da Gratidão e diga um motivo pelo qual é grato. Repita antes de dormir escolhendo a melhor coisa que ocorreu no dia.
3. Escolha um local tranquilo, coloque uma música, sente-se de maneira confortável e leia em voz alta o Decreto da Gratidão.
4. Quando terminar, respire bem fundo e diga 3 vezes: obrigado, obrigado, obrigado.
5. Repita o exercício por 7 dias seguidos para potencializar seus resultados.

Dia 9

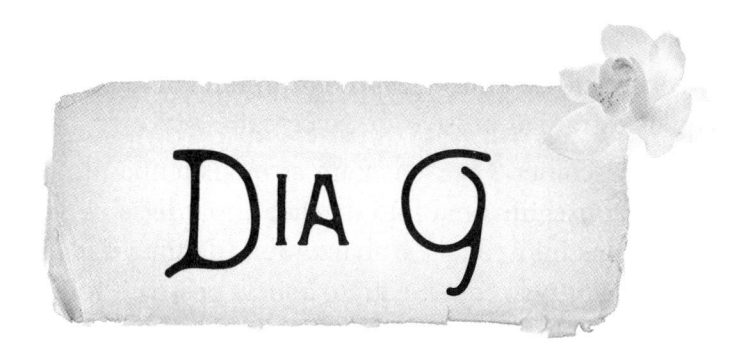

Relacionamentos abençoados

Uma vez, um de meus alunos disse-me que somos ilhas. Naquela hora achei a comparação muito triste; afinal, uma ilha é um pedaço de terra isolado, cercado de água por todos os lados. Mas depois refleti sobre o que ele disse e concluí que somos realmente ilhas, porque nascemos sozinhos e morremos sozinhos. No entanto, nossa missão é fazer com que essas ilhas cheguem, ao final da jornada, muito mais bonitas do que começaram, e isso só é possível na inter-relação com outros seres humanos.

Com certeza, você é o que é hoje graças a tudo o que aprendeu e ensinou para outras pessoas. Se parar para pensar, nesse exato momento, tem motivos de sobra para agradecer a muita gente: seus pais, que te deram a vida e que semearam os verdadeiros valores; os professores, que te alfabetizaram e ensinaram boa parte do que você sabe hoje; seus filhos, que te permitiram aprender a ser gentil e paciente; seus amigos, que deram provas de companheirismo e solidariedade em diversos momentos; seus chefes, que exigiram mais de sua performance, fazendo-o crescer...

Acontece que perdemos o hábito de agradecer e, às vezes, consideramos que as pessoas à nossa volta não fazem mais que a obrigação em nos servir. Essa é uma visão obtusa e egocentrada da vida. Por isso, no exercício de hoje, você vai entrar em contato com os motivos pelos quais é grato às pessoas que o cercam.

Você vai escolher 3 pessoas para as quais tenha motivos de agradecer e vai conseguir uma foto de cada uma delas. A seguir, cole as fotos em folhas individuais, e abaixo de cada uma das fotos você vai listar os motivos pelos quais é grato àquela pessoa. Procure anotar no mínimo 10 itens.

Quando terminar de anotar, leia em voz alta e diga: "obrigado". Depois deixe essa folha num lugar que possa ver durante o dia e repita novamente a leitura dos motivos da gratidão de cada uma das pessoas no mínimo 4 vezes no dia.

Se realmente não conseguir uma foto das pessoas que escolheu, escreva o nome delas no topo de cada uma das folhas e faça o exercício da mesma forma.

EXERCÍCIO NÚMERO 9:
Relacionamentos abençoados

1. Ao acordar, anote em seu Caderno da Gratidão os 10 itens de hoje pelos quais é grato; releia-os e diga em voz alta 3 vezes: obrigado, obrigado, obrigado.
2. Pegue sua Pedra da Gratidão e diga um motivo pelo qual é grato. Repita antes de dormir escolhendo a melhor coisa que ocorreu no dia.
3. Escolha um local tranquilo, coloque uma música, sente-se de maneira confortável e leia em voz alta o Decreto da Gratidão.
4. Escolha 3 pessoas das quais você é grato e consiga uma foto de cada uma delas.
5. Cole as fotos em folhas individuais, e abaixo das fotos liste 10 motivos pelos quais é grato àquela pessoa.
6. Leia em voz alta e diga: "obrigado".
7. Depois, coloque as folhas num local acessível e repita a leitura dos motivos da gratidão de cada uma das pessoas no mínimo 4 vezes no dia.

Dia 10

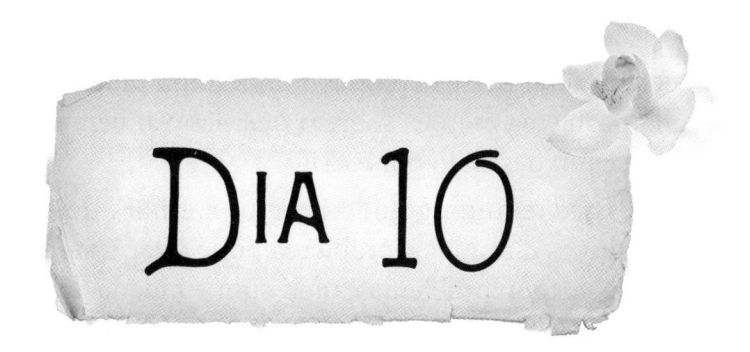

Transformando problema em benção

Se alguma coisa não caminha bem em sua vida, é porque você se esqueceu de colocar gratidão naquela área, pois o sentimento de "não ter" só atrai mais disso e piora tudo.

Por isso, agradeça sua comida, ao invés de reclamar que é a mesma coisa que já comeu há dois dias atrás; agradeça pelo seu carro, ainda que não seja do modelo e ano que você gostaria; agradeça pela sua casa, mesmo sabendo que ela precisa de reformas; agradeça pelo seu emprego, apesar do chefe autoritário ou das atividades monótonas.

Quando você exercita a gratidão, eleva muito o nível da sua vibração, redirecionando o foco que antes estava "na falta" para o reconhecimento do que você tem.

E é isso que vamos fazer no exercício de hoje. Pegue um papel e uma caneta e anote 3 coisas que não estão bem em sua vida. A princípio, vamos começar apenas com 3, para que você treine essa habilidade, mas depois poderá fazer para todos os aspectos que desejar. Você pode escolher para trabalhar problemas na família, no trabalho, nos relacionamentos, bens materiais escassos, dificuldades com a saúde ou qualquer outra coisa que esteja gerando insatisfação.

Anote cada uma dessas 3 coisas numa folha individual e embaixo de cada problema escreva sobre o que não vai bem naquela área, como se fosse um desabafo por escrito.

A seguir, você terá um grande desafio. É a hora de enumerar 10 aspectos positivos que aquele problema pode estar trazendo para sua vida. Lembre-se: todo problema é uma oportunidade de crescimento. Veja bem: não estou dizendo que você deve ficar feliz pelo problema, mas sim identificar o que ele está ensinando para você. Tanto ele traz ensinamentos, que depois que o problema passa é fácil para cada um de nós enxergarmos os ganhos; só não vemos no momento porque estamos reféns da situação. O que vamos fazer aqui é olhar o problema de fora, desassociados dele, para percebermos seus benefícios e sermos gratos por eles.

Então imagine que o problema que você quer trabalhar é o seu desemprego. Suas anotações seriam mais ou menos assim:

Situação problema: estou desempregado.

Desabafo: não sei mais o que fazer, o dinheiro está chegando ao fim, minha família precisa que eu seja o provedor da casa, isso está acabando com minha autoestima, eu não merecia ter sido descartado depois de tanto tempo de dedicação para aquela empresa.

10 motivos para agradecer:
- Aquele emprego estava me deixando infeliz e doente;
- Eu não me sentia valorizado e não havia possibilidade de crescimento dentro da empresa;
- Agora tenho tempo e disponibilidade para procurar uma oportunidade mais condizente com as minhas capacidades;
- Estou fazendo cursos, lendo livros e aperfeiçoando o meu currículo;
- Estou procurando identificar meu propósito de vida para encontrar algo que ajude a cumprir a missão da minha alma;
- Coloquei o sono em dia;

- Voltei a praticar exercícios físicos e alimentar-se corretamente, hábitos que pretendo manter mesmo depois de me recolocar no mercado do trabalho;
- Tenho tempo para acompanhar mais de perto os meus filhos que estavam carentes de atenção;
- Estou tendo tempo para pensar sobre as coisas que quero e as que não quero mais em minha vida;
- Tenho identificado oportunidades no mercado de trabalho que enfiado na empresa anterior como eu estava era incapaz de enxergar.

Depois de terminar sua lista, vá lendo cada um dos itens em voz alta e dizendo após cada um deles: obrigado.

Feito isso, se vier pensamentos de crítica, limpe. Você só vai focar nas qualidades da vida que você tem. E siga projetando gratidão; não pare enquanto não conseguir se sentir grato por cada um dos aspectos da sua vida que você listou. No início, dá trabalho, mas com o treino isso fica instantâneo.

Agradeça sentindo a gratidão em seu coração e assim você vai atraindo coisas semelhantes e alimentando em sua alma um estado de paz.

EXERCÍCIO NÚMERO 10:
Transformando problema em benção

1. Ao acordar, anote em seu Caderno da Gratidão os 10 itens de hoje pelos quais é grato; releia-os e diga em voz alta 3 vezes: obrigado, obrigado, obrigado.
2. Pegue sua Pedra da Gratidão e diga um motivo pelo qual é grato. Repita antes de dormir escolhendo a melhor coisa que ocorreu no dia.

3. Escolha um local tranquilo, coloque uma música, sente-se de maneira confortável e leia em voz alta o Decreto da Gratidão.
4. Anote em folhas de papel individuais 3 problemas que você tem hoje em sua vida.
5. Desabafe dizendo em cada uma das folhas porque aquele problema te incomoda.
6. Enumere 10 motivos que você tem para agradecer relacionados a cada um daqueles problemas. Isso é possível porque cada problema traz em si uma oportunidade de crescimento.
7. Após completar a lista com 10 itens de gratidão para cada problema, leia-os em voz alta dizendo "obrigado" após cada item.

Dia 11

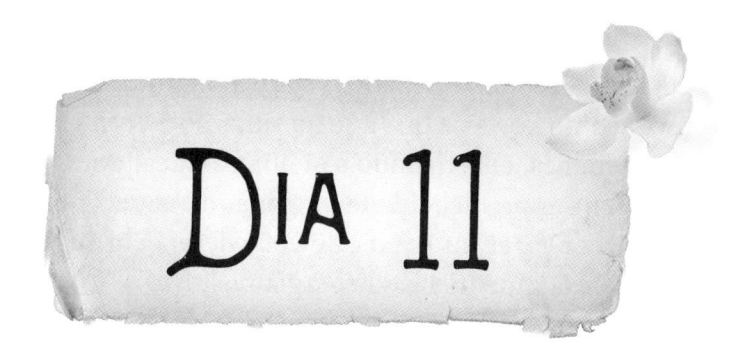

Uma revisão interna

No exercício de ontem você aprendeu a descobrir bênçãos escondidas nos problemas que ocorrem em sua vida, pois toda crise traz consigo uma oportunidade de crescimento.

Hoje mais uma vez vamos fazer um exercício para "exorcizar" os seus fantasmas internos, ou seja, aquelas programações mentais negativas que estão travando a sua vida. Emoções represadas, mágoas, dor, sentimento de rejeição, ciúmes, insegurança, raiva, enfim, tudo aquilo que está preso dentro de você cedo ou tarde deverá ser expresso porque está atrapalhando sua vibração interior.

Então vamos começar. Pegue duas folhas de papel e uma caneta. Na primeira folha escreva a situação negativa na qual você se encontra. Descreva o quadro da situação com riqueza de detalhes, incluindo suas emoções. É possível que isso te mobilize muito emocionalmente, porque você estará desabafando no papel, mas não fuja de seus sentimentos porque somente mexendo na ferida é possível curá-la.

Essa energia negativa está obstruindo o fluxo das energias benéficas necessárias para realizar os seus projetos. Portanto, permita que os sentimentos venham à tona enquanto descreve a situação ou condição que você não deseja mais.

Agora deixe essa folha de lado. Pegue a segunda folha e nela você vai escrever como gostaria que aquela situação estivesse. Capriche na riqueza de detalhes, construindo seu quadro ideal; mergulhe no sentimento de bem-estar e felicidade imaginando aquela nova realidade; sinta o prazer de fazer ou ser o que você deseja em sua imaginação. Mergulhe profundamente nessa energia positiva.

Coloque no papel a situação como você quer que seja da forma mais completa que puder. E da mesma forma que você teve que experimentar a emoção negativa para poder liberá-la, agora precisa experimentar a emoção positiva para criar um novo quadro da realidade e fixá-lo em seu subconsciente. Quanto mais você conseguir imaginar e se alegrar com esse novo quadro da realidade, mais rapidamente irá conectar com as coisas positivas que o Universo tem para você.

Agora pegue a primeira folha. Olhe para ela e queime-a. Depois recolha as cinzas e jogue no vaso sanitário. Isso mesmo. Você entendeu perfeitamente! E, em seguida, dê a descarga, visualizando que você está se libertando de tudo aquilo para sempre.

Pegue a segunda folha, coloque em sua carteira e leve-a com você até o final da Jornada da Gratidão; ela funcionará como um mapa, mostrando o caminho no qual você deve seguir.

EXERCÍCIO NÚMERO 11:
Uma revisão interna

1. Ao acordar, anote em seu Caderno da Gratidão os 10 itens de hoje pelos quais é grato; releia-os e diga em voz alta 3 vezes: obrigado, obrigado, obrigado.
2. Pegue sua Pedra da Gratidão e diga um motivo pelo qual é grato. Repita antes de dormir escolhendo a melhor coisa que ocorreu no dia.
3. Escolha um local tranquilo, coloque uma música, sente-se de maneira confortável e leia em voz alta o Decreto da Gratidão.

4. Pegue duas folhas de papel e uma caneta. Na primeira, escreva a situação negativa na qual você se encontra com riqueza de detalhes e deixando vir à tona suas emoções.
5. Na segunda folha, escreva como gostaria que aquela situação estivesse. Construa seu quadro ideal, mergulhando no sentimento de bem-estar e felicidade.
6. Agora pegue a primeira folha novamente. Queime-a, jogue as cinzas no vaso sanitário e dê descarga.
7. Coloque a segunda folha em sua carteira e leve-a com você até o final da Jornada da Gratidão.

Dia 12

Olhe para si mesmo

Esse exercício é um excelente antídoto contra a autocrítica, em especial para os perfeccionistas, que sempre ficam insatisfeitos com os resultados alcançados, independentemente do que consigam realizar. Não basta olhar para fora.

Ninguém dá o que não tem. Se você é incapaz de amar a si mesmo, dificilmente terá verdadeira reverência pela vida e gratidão pelo que ocorre à sua volta. O hábito de ser apreciado e grato para si mesmo é uma maneira simples de melhorar a autoestima e a autoconfiança.

Pergunte a si mesmo: Quais são as duas coisas por que eu posso estar grato sobre mim hoje? Pode ser que você tenha sido um bom pai num momento de crise ao longo desta semana. Pode ser que você finalmente tenha concluído uma tarefa que estava adiando, ou qualquer outra coisa do seu cotidiano.

A partir de hoje, em seu Caderno da Gratidão, dos 10 itens diários que você vai anotar, ao menos dois precisam ser de autorreconhecimento, ou seja, coisas que você valida em si mesmo. Veja alguns exemplos:

- Arrumei a minha casa.
- Organizei meus documentos administrativos.
- Mantive o autocontrole durante uma discussão com meu companheiro.

- Resisti à tentação ao passar pelo corredor de doces e guloseimas no supermercado.
- Tive coragem de fazer uma solicitação para meu chefe.
- Voltei a praticar uma atividade física regular.
- Resisti a fazer aquela compra no shopping.
- Mandei proposta para 10 novos possíveis clientes.
- Terminei aquele projeto que eu estava adiando.

A autocrítica destrói a autoimagem até das pessoas mais confiantes e esta é a principal semente da depressão, das fobias e do aparecimento da maioria das doenças físicas e emocionais. A crise de autoestima é o grande mal que assola a maioria das pessoas do século 21. Paramos de acreditar e apostar em nós mesmos, e isso tem consequências avassaladoras na vida profissional, nos relacionamentos e na saúde.

Um sentimento de gratidão em relação a você mesmo faz você saber que é uma criatura querida do Universo, ou de Deus, se esta for a sua crença, como é a minha. Se aceite e perceba o quanto isso é libertador!

EXERCÍCIO NÚMERO 12:
Olhe para si mesmo

1. Ao acordar, anote em seu Caderno da Gratidão os 10 itens de hoje pelos quais é grato; releia-os e diga em voz alta 3 vezes: obrigado, obrigado, obrigado.
2. A partir de hoje, dois desses 10 itens devem ser de autorreconhecimento, ou seja, coisas das quais você se orgulha de ter feito durante o dia.
3. Pegue sua Pedra da Gratidão e diga um motivo pelo qual é grato. Repita antes de dormir escolhendo a melhor coisa que ocorreu no dia.
4. Escolha um local tranquilo, coloque uma música, sente-se de maneira confortável e leia em voz alta o Decreto da Gratidão.

Dia 13

Absorvendo a energia do Sol com gratidão

Quem nunca ouviu alguém contar que está com falta de vitamina D? Pois é, o uso ininterrupto do protetor solar tem protegido a pele, mas deixado o organismo órfão da vitamina que ajuda na saúde dos ossos e até no bom funcionamento da mente.

Isso porque a vitamina D só é absorvida adequadamente com a exposição da pele direto ao sol, completamente livre de outras barreiras. Em longo prazo, a falta ou a deficiência de vitamina D (proveniente do banho de sol) poderá provocar doenças cardiovasculares, diabetes e até câncer. Especialistas recomendam que haja uma exposição sem protetor solar por 15 minutos diariamente, fora dos horários de sol a pino (o ideal é até às 10h e depois das 17h). Com isso, você conseguirá sintetizar a vitamina essencial para a manutenção do corpo humano.

Então no exercício de hoje da gratidão vamos aproveitar para cultivar a saúde enquanto renovamos o espírito. Sua tarefa é a seguinte:

Procure um lugar para sentar-se ao ar livre, sob o sol, ou em qualquer lugar da sua casa onde você possa receber os raios de sol diretamente sobre você. Escolha preferencialmente os horários aconselhados pelos médicos, ou seja, até às 10 horas ou após as 17 horas. Se esta tarefa cair num dia chuvoso, troque pela seguinte, mas volte a ela assim que o sol aparecer.

Feche os olhos e desfrute do calor do sol na sua pele e abra seu coração para o sentimento de gratidão, que também tem a capacidade de aquecer. Agora imagine que o calor do sol está se transformando numa luz dourada, que escorre por todo o seu corpo. Permita que essa luz envolva qualquer área que estiver contraída ou dolorida, renovando-a e curando-a.

Abra a boca e imagine-se bebendo essa luz. Feche a boca, visualizando que a luz do sol se misturou com a saliva e agora está descendo pela sua garganta e passando por todos os órgãos de seu corpo e levando cura para todas as partes.

Faça várias respirações profundas durante o exercício, imaginando uma bola de luz dourada e quente se concentrando em seu ventre, como se outro sol estivesse ali.

Ao inspirar, se encha de energia positiva, na forma de luz dourada, visualizando todos os órgãos do seu corpo sendo renovados e curados, enviando a eles gratidão e alegria. Ondas de gratidão, paz, alegria e renovação tomam conta do seu ser. Sinta gratidão por estar cheio de vida. Cada célula do seu corpo vibra com a gratidão por estar sendo renovado por essa luz dourada de sabedoria.

Sinta-se infinitamente grato por estar aqui, vivo, participando dessa experiência. A energia do sol é profundamente transformadora. Guarde esse momento mágico em seu coração e sua mente e tenha um dia fabuloso!

EXERCÍCIO NÚMERO 13:
Absorvendo a energia do Sol com gratidão

1. Ao acordar, anote em seu Caderno da Gratidão os 10 itens de hoje pelos quais é grato. Lembre-se que dois deles devem ser de autorreconhecimento. Releia-os e diga em voz alta 3 vezes: obrigado, obrigado, obrigado.

2. Pegue sua Pedra da Gratidão e diga um motivo pelo qual é grato. Repita antes de dormir escolhendo a melhor coisa que ocorreu no dia.
3. Escolha um local tranquilo, coloque uma música, sente-se de maneira confortável e leia em voz alta o Decreto da Gratidão.
4. Sente-se sob o sol, feche os olhos e desfrute do calor na sua pele e abra seu coração para o sentimento de gratidão.
5. Imagine que o calor do sol está se transformando numa luz dourada, que escorre por todo o seu corpo. Permita que essa luz envolva qualquer área que estiver contraída ou dolorida, renovando-a e curando-a.
6. Abra a boca e imagine-se bebendo essa luz. Feche a boca e deixe a luz do sol se misturar com sua saliva e descer pela garganta, levando cura e bem-estar para todas as partes.
7. Faça várias respirações profundas, imaginando uma bola de luz dourada e quente se concentrando em seu ventre, como se outro sol estivesse ali.
8. Ao inspirar se encha de energia positiva, na forma de luz dourada. Cada célula do seu corpo vibra com a gratidão por estar sendo renovado por essa luz dourada de sabedoria.
9. A energia do sol é profundamente transformadora. Guarde esse momento mágico em seu coração e sua mente e tenha um dia fabuloso!

Dia 14

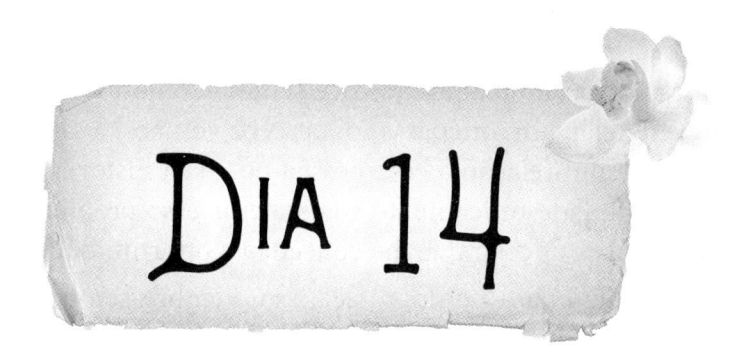

Reverencie seus antepassados

A reverência aos antepassados é uma prática muito comum em diversas culturas; algumas chegam a realizar rituais para demonstrar esse respeito e manter assim a conexão com suas origens.

Seus antepassados são as verdadeiras raízes de quem você é. Um indivíduo perde a sua força quando perde a conexão com sua própria origem através da rejeição ou do não reconhecimento de seus ancestrais.

A primeira geração de antepassados são os seus pais, seguidos pelos avós, bisavós e assim sucessivamente. E se você continuar retornando em sua árvore genealógica, terá total clareza de como sua história iniciou. Cada uma das gerações é composta por pessoas reais que estão diretamente ligadas à sua existência, e caso uma delas não tivesse existido, você também não teria nascido.

Reverenciar seus antepassados significa agradecer pelo que você é e se cada um deles errou mais ou acertou mais ao longo do caminho, isso pouco importa; o que realmente é importante é que eles te permitiram estar hoje aqui. Se você sente incômodo ou desconforto para reverenciar um antepassado, perceba se não há alguma mágoa que carrega com relação a essa pessoa ou à sua história. Nesse caso, é responsabilidade unicamente sua superar esse problema e fazer a ligação, pois seu ancestral já lhe concedeu a oportunidade de viver.

Se existe algo para perdoar, faça isso. Lembre-se que onde existe mágoa não há espaço para que a gratidão cresça e se fortaleça. O caminho da reconciliação é a única possibilidade de ligá-lo com a força da vida. Portanto, fortaleça suas raízes.

É o que vamos fazer no exercício da gratidão de hoje.

Comece anotando os nomes de seus antecessores até a geração que você souber, começando pelos mais próximos: pais, avós maternos, avós paternos, bisavós maternos, bisavós paternos construindo sua árvore genealógica, como na figura abaixo:

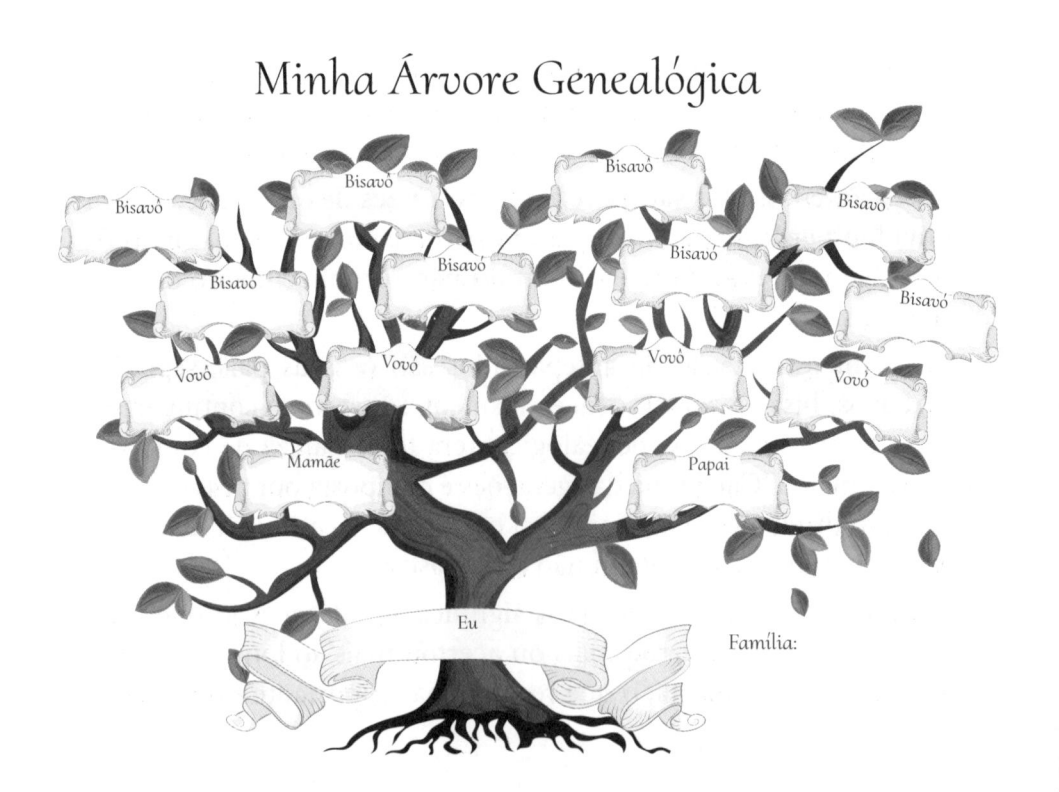

Minha Árvore Genealógica

Não é necessário fazer algum tipo de pesquisa; vá apenas até onde sua memória e o conhecimento sobre suas origens permitir.

A seguir, reconheça, acolha e agradeça a todas as pessoas que lhe precederam. Imagine, de olhos fechados, seus antepassados atrás de você dando todo apoio e suporte de que precisa. Então, vire-se para eles, abaixe a cabeça, e reverencie-os dizendo: "Eu sou grato a vocês pela vida que passaram adiante. Obrigado!".

Quanto mais presente sentir esta conexão com sua origem, mais força e disposição você terá para enfrentar os desafios da Vida.

E se você tem filhos ou filhas, imagine-se também sendo uma conexão de força entre seus antepassados e seus descendentes. Quando faz essa ligação, você também mantém o caminho livre para que a força possa fluir para seus descendentes.

EXERCÍCIO NÚMERO 14:
Reverencie seus antepassados

1. Ao acordar, anote em seu Caderno da Gratidão os 10 itens de hoje pelos quais é grato. Lembre-se que dois deles devem ser de autorreconhecimento. Releia-os e diga em voz alta 3 vezes: obrigado, obrigado, obrigado.
2. Pegue sua Pedra da Gratidão e diga um motivo pelo qual é grato. Repita antes de dormir escolhendo a melhor coisa que ocorreu no dia.
3. Escolha um local tranquilo, coloque uma música, sente-se de maneira confortável e leia em voz alta o Decreto da Gratidão.
4. Anote os nomes de seus antecessores até a geração que souber, começando pelos mais próximos: pais, avós maternos, avós paternos, bisavós maternos, bisavós paternos, construindo sua árvore genealógica.

5. Reconheça, acolha e agradeça a todas as pessoas que lhe precederam. Diga: "Eu sou grato a vocês pela vida que passaram adiante. Obrigado!".
6. E se você tem filhos, imagine-se sendo uma conexão de força entre seus antepassados e seus descendentes.

Dia 15

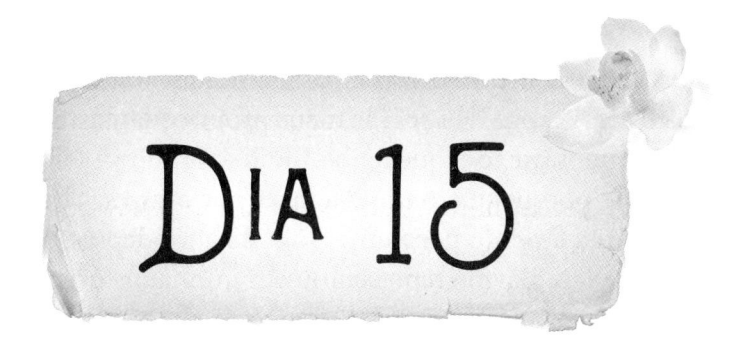

As influências marcantes

Somos quem somos graças às pessoas que conviveram conosco e que nos acompanharam, influenciaram e marcaram nossa trajetória. É claro que nenhum de nós teria sobrevivido sem a ajuda daqueles que nos criaram, ou possuiria acesso à educação sem o auxílio de professores, mas não é a isso que estou me referindo.

Existem pessoas que são como anjos colocados em nosso caminho em momentos decisivos, quando precisávamos dar uma guinada, mudar tudo, recomeçar, perceber que estávamos fazendo coisas erradas ou simplesmente conseguir coragem para seguir adiante. E de alguma maneira a vida te proporcionou encontros que foram determinantes, que marcaram positivamente sua trajetória de vida. Pode ter sido um professor, um vizinho, um irmão, um colega de trabalho, o autor de um livro ou um palestrante, um parceiro amoroso ou até um desconhecido, que disse a coisa certa, no momento certo. E é possível que durante o ocorrido você nem deu verdadeira importância ao fato e só anos depois se deu conta do quanto aquela palavra, gesto ou atitude foram transformadores em sua vida.

Tive muitos anjos desse tipo. Um deles chama-se Iara Bayma, minha formadora no processo para ser instrutora e palestrante da Caixa Econômica Federal, empresa onde iniciei minha trajetória. Iara me colocou cara a cara com todas as fraquezas e fragilidades que eu precisaria superar se quisesse um dia ajudar a transformar vidas de pessoas. Confesso que foi extremamente doloroso e passei muitas noites chorando, sem saber se eu seria capaz de superar meus próprios fantasmas. Eu olhava para a Iara e pensava: "Sei que tenho muito caminho a trilhar, mas vou seguir adiante porque quero um dia fazer por outro ser humano o que esta mulher está fazendo por mim". Hoje, 23 anos depois, honro e agradeço pelo que Iara Bayma representou em minha história.

E agora é a sua vez de manifestar essa gratidão.

Escolha três pessoas que tiveram um profundo impacto em sua vida. Você pode fazer esse exercício verbalmente ou por escrito. Imagine-as em sua frente e diga em voz alta, ou se preferir, escreva, porque elas foram importantes para você, de que forma impactaram a sua história e o que mudou a partir da atuação delas. Não economize palavras. Deixe toda sua gratidão vir à tona. Seja específico em relação aos motivos pelos quais cada uma delas é significativa.

Ao concluir o exercício perceberá o quanto seu coração está quentinho, repleto de amor e gratidão.

EXERCÍCIO NÚMERO 15:
As influências marcantes

1. Ao acordar, anote em seu Caderno da Gratidão os 10 itens de hoje pelos quais é grato, sendo que dois deles devem ser de autorreconhecimento. Releia-os e diga em voz alta 3 vezes: obrigado, obrigado, obrigado.
2. Pegue sua Pedra da Gratidão e diga um motivo pelo qual é grato. Repita antes de dormir escolhendo a melhor coisa que ocorreu no dia.
3. Escolha três pessoas que tiveram um profundo impacto em sua vida.
4. Imagine-as em sua frente e diga em voz alta, ou escreva, por que elas foram importantes para você, como impactaram sua história e o que mudou a partir da atuação delas.
5. Perceba o quanto seu coração está quentinho, repleto de amor e gratidão.

DIA 16

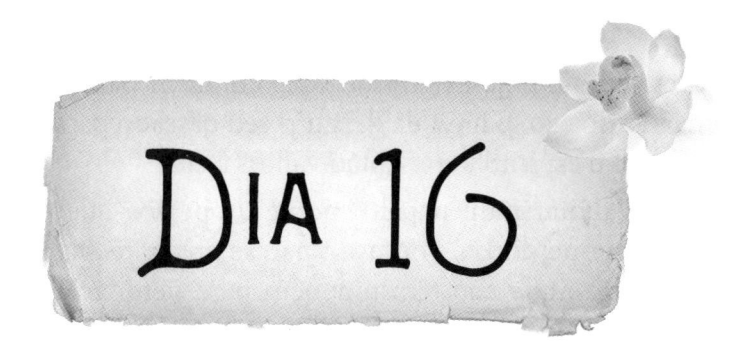

A gratidão e o perdão

Você já deve ter ouvido a frase "errar é humano e perdoar é divino". Isso porque realmente não é uma tarefa simples desistir de ressentimentos quando prejudicado. Acontece que a mágoa corrói e puxa sua vida para trás de uma forma absurda. Enquanto você não estiver inteiro para viver o aqui e agora, jamais estará pronto para construir o futuro que deseja e merece. E quem olha a vida pelo espelho retrovisor da falta de perdão, ruminando acontecimentos do passado, ainda que o passado tenha sido algo que aconteceu há um ou dois dias ou há muitos anos, não está preparado para seguir adiante.

Conheço mulheres que só foram felizes no casamento quando conseguiram superar a mágoa que possuíam em relação às suas mães; conheço homens que só se tornaram bons pais quando perdoaram seu progenitor. E acompanhei casos de gente que só decolou na carreira quando perdoou seu ex-chefe.

A falta de perdão aprisiona. Mas fique tranquilo, pois a gratidão é um antídoto poderoso para todas as mágoas, frustrações e desapontamentos.

O exercício de hoje exigirá de você coragem para se desprender das amarras do ego. É hora de deixar o seu passado para trás e seguir adiante, com o espírito livre. Então vamos a ele.

Você vai anotar num papel o nome da pessoa que te magoou e que precisa ser perdoada. Por favor, não se precipite dizendo que não guarda rancor e que não tem ninguém para perdoar. Em maior ou menor grau todos nós temos alguma história que não desceu redonda e que nos chateou. Escolha este nome. Se você tem mais de uma pessoa, comece o exercício elegendo apenas uma, para dar foco a seu cérebro, e mais tarde você pode repetir com as demais pessoas, uma de cada vez.

A partir de hoje você terá um compromisso de 30 dias com a pessoa que escolheu para perdoar, porque todas as noites, nos próximos 30 dias, você vai fazer uma oração, ou uma mentalização, de acordo com sua crença, por esta pessoa. São 30 dias ininterruptos, e se você alguma noite esquecer-se de realizar o exercício, recomeça a contagem dos 30 dias do zero.

A tarefa consiste em lembrar-se desta pessoa, imaginá-la em sua frente, e agradecer pela vida dela. Depois você dirá a seguinte frase: "Que meu Cristo interno se harmonize em amor com seu Cristo interno e que seu Cristo interno se harmonize em amor com meu Cristo interno".

Não imagine que será fácil. É possível que você sinta total repúdio só de pensar nessa ideia. Mas acredite, a cada dia será um pouco mais simples e você vai se policiar para levar a sério, evitando falhar alguma noite para não ter que recomeçar. Asseguro que os resultados valerão o empenho.

Uma de minhas alunas do curso Fluxo Total conta que teve uma orientadora que a tratou muito mal, a ponto dela ter ficado hipertensa pelas humilhações que recebeu. Mas topou fazer o exercício dos 30 dias de perdão e não só perdoava em suas mentalizações, mas também agradecia toda noite por ela, e pedia que Deus a abençoasse. Isso curou profundamente minha aluna, que não sente mais raiva, a pressão se estabilizou, deixando de ter picos hipertensivos.

Observe que estamos no 16º dia da jornada. Como o exercício do perdão deve durar 30 dias, que é o tempo necessário para desintoxicar sua alma de todo rancor que ficou guardado, você vai acabar a jornada da gratidão antes de concluir o exercício do perdão. Não há problema. Siga adiante com o exercício contando 30 dias a partir de hoje.

EXERCÍCIO NÚMERO 16:
A gratidão e o perdão

1. Ao acordar, anote em seu Caderno da Gratidão os 10 itens de hoje pelos quais é grato, sendo que dois deles devem ser de autorreconhecimento. Releia-os e diga em voz alta 3 vezes: obrigado, obrigado, obrigado.
2. Pegue sua Pedra da Gratidão e diga um motivo pelo qual é grato. Repita antes de dormir escolhendo a melhor coisa que ocorreu no dia.
3. Anote num papel o nome de uma pessoa que te magoou e que precisa ser perdoada.
4. Nos próximos 30 dias faça uma oração, ou uma mentalização, por esta pessoa, todas as noites antes de dormir. Imagine-a em sua frente, e agradeça pela vida dela. Depois diga: "Que meu Cristo interno se harmonize em amor com seu Cristo interno e que seu Cristo interno se harmonize em amor com meu Cristo interno".
5. Se esquecer de fazer em alguma noite, recomece a contagem dos 30 dias do zero.

Dia 17

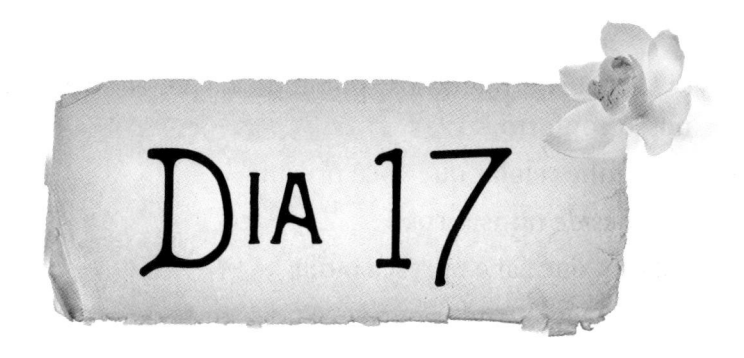

Que sorte eu tenho

Nunca acreditei em sorte ou azar. Em minha opinião, essa velha crença só serve para tirar de nós mesmos a responsabilidade e o compromisso com nossa vida. Você culpa forças do além pelo que não deu certo e pode dormir tranquilo, ainda que não tenha se empenhado mais para que as coisas funcionem. Gosto de uma frase que diz que quanto mais eu trabalho, mais sorte tenho.

Por outro lado, você constrói a sua história, mas isso não significa que a vida não te dê presentes. Quando você está em fluxo com o Universo, as bênçãos começam a aparecer a todo momento.

Para fins didáticos, vou chamar de SORTE os privilégios que a vida te concedeu porque você fez por merecer, o que é muito diferente de simplesmente ter nascido com o bumbum virado para a lua. Não estou tirando seu mérito das coisas que ocorreram em seu caminho; sei que você lutou por elas, mas seja lá como for, é muito bom conquistá-las e precisamos ser gratos.

Então, no exercício de hoje, você vai listar todos os privilégios de que você se beneficia, como, por exemplo, estar vivo. Mas podemos citar vários outros, tais como:

- ter o amor de um cônjuge ou parceiro amoroso;
- os cuidados e amor recebidos de nossos pais;

- os artesãos e operários, por tudo o que eles produzem para nosso conforto;
- o telefone celular que você possui;
- as redes de transporte;
- a chuva que cai e refresca o dia;
- o acesso aos estudos que você teve, entre outros.

Então comece a sua lista. Você deve listar ao menos 30 coisas que ganhou, ou conquistou na vida.

Comece cada uma das frases escrevendo assim:

Tenho sorte de...

Tenho sorte de...

E assim por diante até completar os 30 itens.

O grande lance é saborear as coisas aproveitando todas as dádivas que a vida te ofereceu e viver o momento presente.

EXERCÍCIO NÚMERO 17:
Que sorte eu tenho

1. Ao acordar, anote em seu Caderno da Gratidão os 10 itens de hoje pelos quais é grato, sendo que dois deles devem ser de autorreconhecimento. Releia-os e diga em voz alta 3 vezes: obrigado, obrigado, obrigado.
2. Pegue sua Pedra da Gratidão e diga um motivo pelo qual é grato. Repita antes de dormir escolhendo a melhor coisa que ocorreu no dia.
3. Liste todos os privilégios de que você se beneficia, como, por exemplo, estar vivo. Você deve listar ao menos 30 coisas que ganhou, ou conquistou na vida.
4. Comece cada uma das frases escrevendo assim: Tenho sorte de... Tenho sorte de... E assim por diante até completar os 30 itens.

Dia 18

A corrente do bem

Você assistiu ao filme *A Corrente do bem*? O filme conta a história de um professor de Estudos Sociais que faz um desafio aos seus alunos em uma das aulas: eles devem criar algo que possa mudar o mundo. Trevor McKinney, um dos alunos, incentivado pelo desafio do professor, cria um novo jogo chamado "passe adiante", que funciona da seguinte forma: a cada favor que você receber de alguém ou da vida, deve retribuir a três outras pessoas. Por sua vez, cada uma delas deve passar adiante, e aí já teremos 9 outras sendo ajudadas, que viram 27, e depois 81 e assim sucessivamente até formar uma grande corrente do bem. O filme é lindo e serviu de inspiração para criar esse exercício, o que fiz com a ajuda de uma de minhas alunas.

Até agora você já identificou quanta coisa ganha da vida, do Universo, das pessoas que estão à sua volta e até de estranhos, a todo o momento. Agora está na hora de retribuir.

Durante todo o dia, temos contato com várias pessoas em casa, no trabalho, na escola, no meio da rua, nos estabelecimentos comerciais. Cada uma dessas situações são oportunidades para fazer algo por alguém, para sermos úteis, alegrando o dia dos outros.

E este é seu desafio de hoje. Durante o dia você vai precisar trabalhar firme para "ganhar 10 Obrigados". É importante que você os conte e só dê a tarefa por terminada quando somar os 10. E já vou avisando que não vale fazer algo por um filho e perguntar: "Como é que se diz"? O "obrigado" precisa vir espontaneamente, não pode ser solicitado. Por escrito ou por telefone também vale.

É possível que você descubra que esta atividade é mais complicada do que parece, pois as pessoas perderam o hábito de agradecer. Talvez você tenha que prestar muito mais do que 10 auxílios para conseguir os 10 obrigados. Tudo bem. Não fique desapontado. Não faça o bem esperando retribuição. Apenas faça e fique feliz porque a falta da resposta vai atrasar sua contagem, mas te permitirá ajudar mais alguém.

Somando esses 10 obrigados, você terá a certeza de que está sendo útil aos seus semelhantes. E a energia desses obrigados irá incorporar em sua aura, expandindo seu campo eletromagnético, e atraindo muito mais bênçãos para a sua vida.

EXERCÍCIO NÚMERO 18:
A corrente do bem

1. Ao acordar, anote em seu Caderno da Gratidão os 10 itens de hoje pelos quais é grato, sendo que dois deles devem ser de autorreconhecimento. Releia-os e diga em voz alta 3 vezes: obrigado, obrigado, obrigado.
2. Pegue sua Pedra da Gratidão e diga um motivo pelo qual é grato. Repita antes de dormir escolhendo a melhor coisa que ocorreu no dia.
3. Durante o dia você vai ajudar pessoas até "ganhar 10 Obrigados". É importante que você os conte e só dê a tarefa por terminada quando somar os 10.
4. Já é hora de voltar em seu pote de gratidão. Anote suas bênçãos em bilhetinhos e deposite nele.

Dia 19

Amigo do dia

A tecnologia facilitou muito nosso dia a dia. Você tem dúvidas quanto a isso? Então pense na vida que seus avós ou bisavós levavam trabalhando na lavoura, usando fogão à lenha, caminhando quilômetros para dar um recado no sítio de um amigo, ou esperando semanas por notícias de um parente distante.

Por outro lado, nosso mundo virou uma fábrica de pessoas estressadas, que simplesmente não param porque ficam conectadas a tudo e a todos 24 horas por dia. Claro que podemos dar limites, simplesmente desligando o aparelho celular, mas muitas vezes não fazemos isso, e então a demanda pela sua atenção é constante.

Eu percebi o quanto deixei-me invadir pela tecnologia de uma forma no mínimo constrangedora, mas vou te contar mesmo assim. Num domingo estava eu almoçando num restaurante com a família quando precisei ir ao banheiro; e como a maioria das mulheres, levei a bolsa comigo. Quando me encontrava na posição menos nobre possível, com as calças pelos joelhos, o celular tocou. E tocou. E tocou. E eu não consegui achar outra saída além de atendê-lo. Sim, eu poderia simplesmente ter desligado, mas isso não me ocorreu. A pessoa do outro lado, um cliente que precisou fazer contato, veja só, em pleno domingo na hora do almoço, me perguntou: "Marcia você pode falar"? E eu, antes de responder, olhei a minha volta, sentada no vaso sanitário de um banheiro público com as calças nos joelhos, e tive que me segurar para não responder: "Falar eu posso; o que eu não posso é correr!".

E por que estou te contando tudo isso? Porque com a vida tão tumultuada como tem sido nos últimos anos, com as redes sociais ocupando o pouco tempo que nos resta, transformamos nossos contatos reais em contatos virtuais. Sei, sei, amigos virtuais são reais também e alguns deles, mais cúmplices do que muita gente que você convive há anos, mas a minha pergunta é: há quanto tempo você não sai para tomar um choppinho com um amigo, ou para ir ao cinema com sua comadre, ou mesmo pega o telefone para jogar conversa fora com alguém que lhe é muito especial? Não temos tempo. Então, curtimos a foto de alguém no Facebook, compartilhamos um post que gostamos, marcamos alguém numa mensagem significativa, mas não fazemos contato de fato no mundo real, ao vivo e a cores, e deixamos nossos amigos de lado.

Mas isso vai mudar a partir de hoje. Vamos resgatar os bons e velhos tempos onde não existiam as mídias sociais e quando você precisava falar com alguém, pegava o telefone ou ia até a casa dela.

O exercício de hoje consiste no seguinte: você vai escolher um amigo ou conhecido e irá telefonar para ele e dizer por que ele é significativo em sua vida e ao que você é grato. Não vale recado no Facebook ou Whatsapp. A ideia é que vocês conversem. Ouça a voz dele. E se resolverem marcar um café ou almoço a partir do telefonema, melhor ainda. Mas se não rolar o encontro ao vivo, tudo bem. Você já terá tido a oportunidade de manifestar seu afeto e gratidão a essa pessoa especial que a vida colocou em seu caminho.

E o exercício não para por aí. Ele deve se repetir por 7 dias consecutivos, ou seja, a cada dia você vai escolher um amigo ou conhecido diferente, que será o seu amigo do dia. Então, prepare a sua listinha, decida para quem deseja ligar e comece essa maravilhosa experiência. E se o seu amigo não atender? Insista, deixe recado, mas não abra mão de falar com ele. E, enquanto isso, tente o próximo amigo da lista. Mas é fundamental que sejam sete dias seguidos e que você cumpra cada um deles. E então, vamos lá? Pegue o telefone agora e faça sua primeira ligação.

EXERCÍCIO NÚMERO 19:
Amigo do dia

1. Ao acordar, anote em seu Caderno da Gratidão os 10 itens de hoje pelos quais é grato, sendo que dois deles devem ser de autorreconhecimento. Releia-os e diga em voz alta 3 vezes: obrigado, obrigado, obrigado.
2. Pegue sua Pedra da Gratidão e diga um motivo pelo qual é grato. Repita antes de dormir escolhendo a melhor coisa que ocorreu no dia.
3. Escolha um amigo ou conhecido e ligue para ele. Diga por que ele é significativo em sua vida e ao que você é grato.
4. Você vai repetir o exercício por 7 dias consecutivos, ligando para o seu amigo do dia.

Dia 20

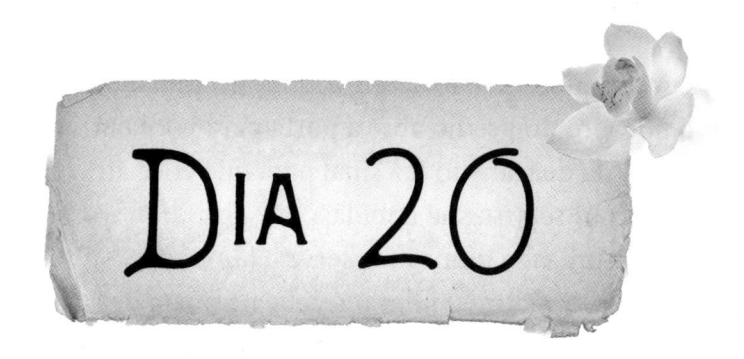

Agradeça mesmo assim

Você já parou para observar quantas vezes diz obrigado ao longo do seu dia? 10 vezes? 20 vezes? 50 vezes? Em que situações você agradece, apenas quando lhe fazem algo inédito ou também nas pequenas situações do cotidiano? Você agradece somente os estranhos ou se lembra de fazer isso com a família também?

A grande sacada é nunca deixar passar uma oportunidade de dizer obrigado, ainda que considere desnecessário porque o outro não fez mais que a obrigação. Coloque como meta aumentar a quantidade de "obrigados" que você diz ao longo do dia.

Ao dizer obrigado você está fazendo muito bem para quem escuta o agradecimento, pois ele funciona como alimento que permite saciar a necessidade de reconhecimento e autoestima dentro de cada um de nós.

Então se pergunte: em que situações você se esquece de agradecer ou simplesmente não o faz porque considera ser excesso de gentileza? Alguns exemplos de situações em que você pode, mas talvez não esteja agradecendo:

Quando...
- seu filho arruma o quarto dele direitinho;
- o marido faz um elogio à sua aparência;

- o outro motorista te dá prioridade no trânsito;
- o porteiro do prédio abre a porta para você entrar;
- o guarda de transito faz sinal para que você atravesse;
- o garçom serve a sua bebida;
- sua empregada doméstica serve o almoço;
- a professora do seu filho o recebe na porta da sala de aula;
- alguém te manda um e-mail com uma mensagem que você gostou muito;
- sua mãe pega seu filho no colégio para você;
- o funcionário do supermercado empacota suas compras;
- o manobrista mostra uma vaga no estacionamento que está livre;
- a atendente pesa seu prato no restaurante a quilo.

E a lista é interminável. Então sua tarefa de hoje é dizer no mínimo 20 "obrigados" durante o dia, sendo que ao menos 10 deles para coisas que pareçam não precisar de agradecimento por fazer parte das obrigações da outra pessoa. Surpreenda aqueles que a vida colocar em seu caminho hoje; aqueça o coração delas com uma dose extra de gentileza.

EXERCÍCIO NÚMERO 20:
Agradeça mesmo assim

1. Ao acordar, anote em seu Caderno da Gratidão os 10 itens de hoje pelos quais é grato, sendo que dois deles devem ser de autorreconhecimento. Releia-os e diga em voz alta 3 vezes: obrigado, obrigado, obrigado.
2. Pegue sua Pedra da Gratidão e diga um motivo pelo qual é grato. Repita antes de dormir escolhendo a melhor coisa que ocorreu no dia.
3. Escolha um amigo ou conhecido e ligue para ele. Diga por que ele é significativo em sua vida e ao que você é grato.
4. Diga no mínimo 20 "obrigados" durante o dia, sendo que ao menos 10 deles para coisas que pareçam não precisar de agradecimento por fazer parte das obrigações da outra pessoa.

Dia 21

Recadinhos do coração

Todos, até aqueles que fazem questão de mostrar uma fachada dura e arrogante, gostam de carinho e atenção. Lembre-se que os dois grandes medos do ser humano é não ser bom o suficiente e não ser amado. Portanto, a todo o momento, mesmo aqueles que não manifestam, desejam ser validados.

Durante o início de um namoro é comum que cada um dos lados tome a iniciativa de escrever bilhetinhos, cartinhas de amor, poesias em guardanapos ou enviar mensagens no celular, reforçando o quanto a outra pessoa é importante em sua vida. Aí vem o casamento, os filhos, e as manifestações de afeto e gratidão cessam totalmente.

Entre amigos, essas manifestações são ainda mais escassas, e no ambiente de trabalho, quando ocorre, é um verdadeiro milagre. Mas hoje você vai mudar isso.

Sua tarefa é escrever 20 recadinhos do coração para pessoas diferentes e eles serão entregues de várias maneiras: você pode colocar no estojo da escola para os seus filhos, no espelho do banheiro para o seu marido, na porta da geladeira para a sua ajudante do lar, na agenda do seu filho para a professora dele, num cartão postal dentro de um envelope para o porteiro do seu prédio, fixado a um bombom para seus colegas de trabalho e seu chefe, por sms, Whatsapp, Facebook ou qualquer outra forma criativa que você encontrar.

O importante é surpreender 20 pessoas diferentes com os recadinhos do coração. Talvez o seu senso crítico esteja gritando agora e dizendo: "Não vou me expor dessa forma! Isso é ridículo! O que essas pessoas vão pensar?". Olha, só fazendo o exercício você vai descobrir como vão reagir, mas eu te asseguro que será um presente muito maior para elas do que você está conseguindo alcançar. E não espere agradecimento ou retribuição. Apenas faça a sua parte espalhando os recadinhos do coração e ajudando a adoçar o dia de alguém.

EXERCÍCIO NÚMERO 21:
Recadinhos do coração

1. Ao acordar, anote em seu Caderno da Gratidão os 10 itens de hoje pelos quais é grato, sendo que dois deles devem ser de autorreconhecimento. Releia-os e diga em voz alta 3 vezes: obrigado, obrigado, obrigado.
2. Pegue sua Pedra da Gratidão e diga um motivo pelo qual é grato. Repita antes de dormir escolhendo a melhor coisa que ocorreu no dia.
3. Escolha um amigo ou conhecido e ligue para ele. Diga por que ele é significativo em sua vida e ao que você é grato.
4. Escreva 20 recadinhos do coração para pessoas diferentes e os entregue de várias maneiras: através de bilhetinhos, cartas, cartões, sms, Whatsapp, Facebook ou qualquer outra forma criativa que você encontrar.

Dia 22

Inconvenientes são lembretes de gratidão

Outro dia cheguei em casa toda suada, depois de minha caminhada matinal, e o que eu mais desejava naquele momento era meu banho revitalizador. Liguei o chuveiro e para minha surpresa, nada de água. Aí meu marido comentou que achava ter visto um aviso no elevador de que iriam limpar a caixa d'água. Confirmei com o porteiro e a super notícia foi: só teríamos água novamente às 18 horas. Imagine ter que passar o dia melada de suor, disfarçando com desodorante e perfume, aproveitar o finzinho da água que sobrou no cano da torneira para escovar os dentes, almoçar fora, porque fazer comida em casa ficou impraticável, e ter que pensar duas vezes antes de usar o banheiro porque dar descarga virou artigo de luxo...

Você não imagina a alegria que senti quando às 18 horas voltei a ter água dentro de casa! O meu sentimento foi um misto de alegria e gratidão por poder fazer as coisas mais triviais, que fazemos sem ao menos nos darmos conta do quanto são valiosas. Isso acontece porque nos adaptamos e nos acostumamos às coisas de tal forma que nem notamos mais sua existência. Precisei ficar sem água encanada para dar o devido valor a ela.

Pequenos inconvenientes, preocupações e aborrecimentos que você inevitavelmente encontra pelo caminho servem para relembrá-lo de todos os privilégios que você desfruta normalmente.

Então, hoje, você vai exercitar agradecer por pequenos incidentes, pois eles estão te abrindo os olhos para coisas que a vida está te oferecendo e que você parou de ser grato, porque se acostumou. Alguns exemplos de pequenos inconvenientes pelos quais você pode agradecer:

- uma doença não muito grave;
- uma interrupção no serviço telefônico;
- uma queda da internet;
- seu carro enguiçando;
- uma falta de luz elétrica;
- uma greve nos transportes ou serviços públicos;
- um congestionamento no trânsito.

Ao se deparar com qualquer pequeno incidente no dia de hoje, no lugar de reclamar ou ficar de mau humor, agradeça da seguinte forma: "Eu agradeço por _____ estar acontecendo porque isso me lembra do quanto _____ é importante para mim". Vou dar um exemplo:

"Eu agradeço pela queda da internet porque isso me lembra do quanto estar conectado ajuda-me a realizar o meu trabalho, fazer contato com as pessoas e isso é importante para mim".

Se durante o dia de hoje não ocorrer nenhum inconveniente, o que eu acho difícil, porque eles fazem parte de seu cotidiano, então busque lembrar-se de algo desse tipo que tenha ocorrido recentemente e faça o exercício mesmo assim.

EXERCÍCIO NÚMERO 22:
Inconvenientes são lembretes de gratidão

1. Ao acordar, anote em seu Caderno da Gratidão os 10 itens de hoje pelos quais é grato, sendo que dois deles devem ser de autorreconhecimento. Releia-os e diga em voz alta 3 vezes: obrigado, obrigado, obrigado.
2. Pegue sua Pedra da Gratidão e diga um motivo pelo qual é grato. Repita antes de dormir escolhendo a melhor coisa que ocorreu no dia.
3. Escolha um amigo ou conhecido e ligue para ele. Diga por que ele é significativo em sua vida e ao que você é grato.
4. Ao se deparar com qualquer pequeno incidente no dia de hoje, no lugar de reclamar ou ficar de mau humor, agradeça da seguinte forma: "Eu agradeço por _____ estar acontecendo porque isso me lembra do quanto _____ é importante para mim".
5. Se durante o dia de hoje não ocorrer nenhum inconveniente, então busque lembrar-se de algo desse tipo que tenha ocorrido recentemente e faça o exercício mesmo assim.

Dia 23

Gratidão no aqui e agora

Para sentir gratidão, primeiro é preciso estar consciente do que você está vivenciando, experimentando e sentindo. Acontece que a maioria das pessoas passa pela vida sem saboreá-la, apenas engolindo-a. A sua mente está tão distraída com as preocupações do futuro ou com as lembranças do passado que acaba não se concentrando no AQUI e AGORA, que é onde a vida realmente acontece. E se você não se apropria do momento, perde a oportunidade de ser grato pelas pequenas coisas mágicas que ocorrem o tempo todo.

Então nós vamos começar a reservar regularmente momentos para fazer uma pausa e dirigir sua atenção não para o barulho de seus pensamentos, mas sim para suas sensações e sentimentos.

O exercício consiste no seguinte: você vai escolher 3 ocasiões no dia em que deve parar por 5 minutos o que estiver fazendo e simplesmente voltar sua atenção para o momento presente. Imagine, por exemplo, que queira fazer isso agora.

Você está segurando este livro nas mãos. Que sensação ele lhe proporciona na ponta dos dedos? O papel é áspero ou liso? Grosso ou fino? A capa é diferente das páginas internas? Ele e leve ou pesado? Toque o papel e a capa. Agora observe o tipo de letra, os subtítulos, o espaço entre as linhas. Existe algum cheiro vindo do papel ou da tinta? Aproxime do nariz. Investigue. Você está segurando o livro com as duas mãos? Você está sentado ou deitado enquanto lê o livro? Tenso ou relaxado? Como está sua respiração? Ampla ou curta? Na barriga ou no peito? Existe algum gosto em sua boca nesse exato momento? Existem sons à sua volta? Eles estão próximos ou distantes? São altos ou baixos? Como está o ritmo de seus pensamentos nesse exato momento? E quais são suas emoções? Como você está se sentindo agora?

Observe quanta coisa está ocorrendo à sua volta e talvez você não estivesse presente para elas. Agora agradeça. Agradeça por ser alfabetizado e poder ter acesso a livros; agradeça porque pôde pagar pelo livro que está segurando; agradeça pela sua visão que permite enxergar as linhas e fazer a leitura; pelo olfato que te faz saber qual é o cheiro das páginas e da tinta; pela audição que te proporciona identificar o que mais está acontecendo à sua volta; pelo paladar, que diferencia o sabor dos alimentos e até de sua saliva; pelo tato que te permite sentir a textura, o calor dos objetos que segura; pelas suas emoções e seus pensamentos e por estar presente no aqui e agora.

Repita esse exercício ao menos mais duas vezes hoje durante o dia. Isso vai te permitir começar a ter uma vida saboreada e não apenas engolida.

As louças das chinesas duram por muitas gerações passando de mães para filhas, enquanto as nossas se quebram em poucos meses, porque quando elas lavam a louça, elas simplesmente lavam a louça. Mantenha sua atenção no aqui e agora e sua produtividade vai dar um salto, mas, sobretudo, você vai aumentar muito sua qualidade de vida, combatendo o estresse e vivenciando pequenos momentos especiais que o cotidiano oferece.

EXERCÍCIO NÚMERO 23:
Gratidão no aqui e agora

1. Ao acordar, anote em seu Caderno da Gratidão os 10 itens de hoje pelos quais é grato, sendo que dois deles devem ser de autorreconhecimento. Releia-os e diga em voz alta 3 vezes: obrigado, obrigado, obrigado.
2. Pegue sua Pedra da Gratidão e diga um motivo pelo qual é grato. Repita antes de dormir escolhendo a melhor coisa que ocorreu no dia.
3. Escolha um amigo ou conhecido e ligue para ele. Diga por que ele é significativo em sua vida e ao que você é grato.
4. Reserve 3 ocasiões no dia e pare por 5 minutos o que estiver fazendo, voltando sua atenção para o momento presente. Identifique sons, imagens, sensações internas e externas.
5. Agora agradeça. Agradeça por todos os detalhes, pelos pequenos momentos especiais que o cotidiano oferece e que normalmente passam despercebidos.

Dia 24

Substitua reclamação por gratidão

Eu sempre gostei de pagar impostos e imagino que muita gente me considera louca por isso. Mas vou explicar. Comecei minha carreira como funcionária da Caixa Econômica Federal; eu ganhava um salário fixo que foi aumentando ao longo do tempo em que estive lá, e quando a faixa salarial mudou, o desconto dos impostos também subiu. Lembro-se como se fosse hoje de meus amigos arrasados, comentando que teriam que pagar mais impostos, enquanto eu comemorava... Sabe por quê? Porque eles olhavam para o desconto e eu olhava para o salário que era maior que o anterior. E aqui não vem ao caso discutir se o que é arrecadado pelo governo está sendo aplicado da maneira correta; essa é a desculpa que nossa mente arruma para justificar as reclamações, mas o verdadeiro mobilizador que está por trás é a crença na escassez, na sensação de que aquele dinheiro vai fazer falta no final do mês.

O mesmo mecanismo ocorre na hora de pagar as contas. Muitas pessoas sofrem por não saber como arrumar dinheiro para quitá-las. E como a vida dá mais do mesmo, o que você vai conseguir com essa atitude é maior dificuldade para pagar as próximas contas. O que você precisa fazer para mudar isso é ser grato pelas contas a pagar. Isso mesmo. No lugar de se concentrar na saída do dinheiro do seu bolso para realizar o pagamento, ficando com a sensação de que terceiros estão usurpando o que é seu e tentando ferrar sua vida, que tal lembrar-se dos benefícios e dos momentos de prazer que os produtos e serviços relativos àquelas contas te deram? Por exemplo, você tem uma conta de luz para pagar. E o benefício que ela te deu foi poder utilizar todos seus eletrodomésticos, incluindo geladeira, micro-ondas, aparelho de som; também te permitiu tomar um banho quentinho e ter iluminação dentro de casa. Você tem alguma dúvida do quanto a luz elétrica é imprescindível em nossas vidas? Então tente se virar sem ela durante uma semana. Portanto não lamente por precisar pagar a conta de luz, como se a companhia elétrica fosse sua grande inimiga. Agradeça pelo fornecimento de luz ao qual você teve acesso.

Assim, sua tarefa de hoje em diante será mudar esse padrão de escassez e começar a comemorar por todas as contas que conseguiu pagar. Em cada uma delas, assim que efetuar o pagamento, você vai anotar no canto superior da conta: "De onde veio esse dinheiro tem muito mais".

E se você realmente não tiver o dinheiro para pagar as contas? E se elas estiverem atrasadas e você angustiado porque não sabe como quitá-las, correndo o risco de ser despejado de sua casa ou ter a luz ou telefone cortados? A saída também nesses casos não é se desesperar porque isso só vai trazer mais angústia e te levará para o fundo do poço. Mesmo que você não tenha o dinheiro para aquela conta, escreva no canto superior direito: "obrigado pelo dinheiro". E continue trabalhando em seus objetivos e metas, sendo produtivo e gerando valor para seus clientes. É uma questão de tempo para o dinheiro entrar e você liberou o seu cérebro da preocupação com a conta para canalizar a energia em gerar riqueza.

Caso você pague suas contas diretamente pela internet sem imprimi-las, faça o exercício mesmo assim, enviando-as para seu e-mail como anexo e escrevendo no corpo do email "de onde veio esse dinheiro tem muito mais", no caso de estar quitando uma conta; ou "obrigado pelo dinheiro", no caso de ser uma conta pendente.

Sentir gratidão pelo dinheiro que utilizou para pagar algo abre as portas da prosperidade em sua vida; você está fazendo girar a roda da fortuna. E se você é grato, este dinheiro voltará para você multiplicado, porque a lei da abundância e não da escassez estará comandando a sua vida.

EXERCÍCIO NÚMERO 24:
Substitua reclamação por gratidão

1. Ao acordar, anote em seu Caderno da Gratidão os 10 itens de hoje pelos quais é grato, sendo que dois deles devem ser de autorreconhecimento. Releia-os e diga em voz alta 3 vezes: obrigado, obrigado, obrigado.
2. Pegue sua Pedra da Gratidão e diga um motivo pelo qual é grato. Repita antes de dormir escolhendo a melhor coisa que ocorreu no dia.
3. Escolha um amigo ou conhecido e ligue para ele. Diga por que ele é significativo em sua vida e ao que você é grato.
4. Comece a comemorar por todas as contas que pagar. Assim que efetuar o pagamento, anote no canto superior da conta: "De onde veio esse dinheiro tem muito mais".
5. E se você ainda não tiver o dinheiro para pagá-las, escreva no canto superior direito: "obrigado pelo dinheiro".
6. Caso você pague suas contas pela internet sem imprimi-las, envie-as para seu email como anexo e escreva no corpo do email "de onde veio esse dinheiro tem muito mais", no caso de estar quitando uma conta; ou "obrigado pelo dinheiro", no caso de ser uma conta pendente.

Dia 25

Gratidão e prosperidade financeira

Sentir-se grato pelo dinheiro quando ele está escasso é um grande desafio, porém, essa é a única forma de mudar o atual estado das coisas. Se você se concentra na falta, é mais disso que terá. Seu foco precisa ser na prosperidade. E a gratidão é o caminho para mudar isso.

O problema é que a maioria de nós olha para a falta e não para o que já tem. E você pode me dizer: "Nossa Marcia, mas eu tenho tão pouco! Devo agradecer por isso?". E a resposta é: SIM! Lembre-se da história da vizinha do Anthony Robbins, que ficou tão grata e feliz pelos abacates que recebeu, que manifestou essa gratidão, e mobilizado pela reação dela, Tony resolveu presenteá-la com muitos outros abacates.

Deixe-me dar outro exemplo. Eu comercializo treinamentos no mundo online, não só os meus, mas também de parceiros que eu confio no trabalho e recomendo. E essas parcerias nos geram comissões que são controladas por uma plataforma que possui um aplicativo para baixar no celular que faz um barulhinho de caixa registradora a cada vez que realizamos uma venda. Jamais serei capaz de explicar a alegria que é estar realizando suas tarefas do dia a dia e escutar o aplicativo tocar, sabendo que acabou de entrar dinheiro em sua conta. Pois bem, num desses dias, numa viagem de férias, eu estava almoçando com minhas filhas e o aplicativo tocou e eu como sempre comemorei. Minha filha caçula rapidamente pegou o celular da minha mão e estava lá o aviso: "Parabéns você acaba de indicar uma venda. Valor da comissão: R$ 0,80". Então minha filha me olhou com a maior cara de desapontamento e falou: "Mãe, foram apenas oitenta centavos!". E eu respondi: "Não Juliana, foi mais oitenta centavos!". Ela compreendeu o espírito da coisa porque naquela tarde o aplicativo tocou mais 58 vezes e comemoramos juntas cada um dos toques. A vida te dá mais do mesmo. Comemore pelo pouco e o muito virá.

Nosso exercício de hoje é composto de três partes. Na primeira, vou te fazer uma série de perguntas que irão lhe remeter ao seu passado, mais precisamente à sua infância e adolescência, quando você não gerava dinheiro, mas tinha suas necessidades básicas atendidas. A cada frase que eu perguntar, se a resposta por SIM, diga em voz alta e sinta em seu coração a palavra: "obrigado". O objetivo é que você expresse gratidão pelo dinheiro que recebeu do passado, para que o Universo sinta-se mobilizado para te dar ainda mais no futuro. E aqui cabe uma ressalva importante: quando eu fizer as perguntas, você deve olhar para o que teve, e não para o que poderia ter sido melhor. Então, por exemplo, eu vou perguntar se você tinha um teto para se abrigar, e a resposta é sim ou não, e se for sim, agradeça. E segure a tentação de deixar seus pensamentos te conduzirem para frases do tipo: "É, mas era um casebre que mal parava em pé, com goteiras no teto". Eu não perguntei isso. Não interessa se era a moradia ideal ou não. Isso é uma armadilha do seu cérebro para te conectar novamente com a escassez e o que nós queremos com esse exercício é que você conecte com as coisas que a vida te deu de graça.

Então vamos começar.

- Havia comida no seu prato?
- Tinha um teto para se abrigar?
- Possuía com o que se cobrir nas noites de frio? E tinha um travesseiro?

Dia 25: Gratidão e prosperidade financeira

- Frequentou escola? Foi alfabetizado? Tinha caderno lápis, caneta, borracha e livros didáticos? Tinha merenda escolar?
- Fazia viagens nas férias ou passeios nos finais de semana?
- Teve alguma festinha de aniversário? Teve algum brinquedo que gostou muito? Teve bicicleta, bola de futebol, ou algum animal de estimação?
- Tinha roupas e sapatos?
- Você ia ao cinema, praticava esportes, tocava algum instrumento musical ou tinha algum hobby?
- Quando ficava doente, ia ao médico e tomava remédios? Você ia ao dentista?
- Possuía escova e pasta de dentes, sabonete e xampu?
- Andava de carro ou de ônibus?
- Assistia à TV, ouvia música no rádio ou num aparelho de som?
- Usava o telefone, tinha luz elétrica e água à sua disposição?

Tudo isso você ganhou da vida. Havia pessoas produzindo para que essas coisas chegassem até você. Agradeça, agradeça e agradeça.

Agora vamos para a segunda parte de nosso exercício. Preciso que você pegue uma nota de dinheiro de qualquer valor, mas eu aconselho que seja de R$ 50,00 ou R$ 100,00, porque a mensagem que você mandará para o Universo será mais poderosa do que se usar uma nota de R$ 5,00 ou R$ 10,00.

Num papel você vai escrever a seguinte frase: OBRIGADO POR TODO O DINHEIRO QUE RECEBI AO LONGO DA VIDA. E agora vai colar esse bilhete em seu dinheiro, de tal forma que esta nota vai virar uma espécie de ímã para você, atraindo várias irmãzinhas iguais à primeira. Entendeu porque uma nota de R$ 100 é mais interessante para o exercício que uma nota de R$ 5,00? Agora você vai colocar essa nota em sua carteira e a cada vez que precisar abri-la, segure sua nota ímã e repita a frase: OBRIGADO POR TODO O DINHEIRO QUE RECEBI AO LONGO DA VIDA.

Algumas pessoas me perguntam se depois de uns dias podem usar a nota. Olha a mentalidade de escassez funcionando! O que elas querem dizer com isso é que aquele dinheiro vai fazer falta. Que tal você começar a pensar que não vai sentir a mínima necessidade de utilizá-lo porque várias notinhas iguais àquela começarão a chegar?

Eu sugiro que você bata uma foto de sua nota e poste em seu Facebook com nossa marcação: **#jornadadagratidao**, **#agratidaotransforma** e também **#marcialuz**. O quê? Você acha que vai se sentir constrangido postando uma foto de dinheiro nas mídias sociais? Pois isso está me cheirando à crença limitante do tipo "as pessoas vão achar que eu sou aquele tipo de gente que só valoriza o dinheiro". Desconsidere a opinião alheia. Um passo poderoso para eliminar de vez a mentalidade da escassez é fazer as pazes com o dinheiro e não ter vergonha de admitir que gosta dele.

E agora vamos à última etapa do exercício de hoje da nossa jornada. Cada vez que você resolver reclamar porque está faltando dinheiro, porque as coisas são caras, porque está ganhando pouco, porque as dívidas estão presentes, ou qualquer outra coisa que te conecte com a escassez e não com a mentalidade de abundância, faça a seguinte pergunta a si mesmo: "Estou disposto a pagar o preço por essa reclamação?". Isso porque reclamar só vai te dar mais do mesmo, interrompendo ou atrasando o fluxo de dinheiro em sua vida.

Ao invés de reclamar, fique ligado para agradecer, porque o dinheiro começará a chegar de várias formas inesperadas em sua vida. Observe, constate e agradeça.

EXERCÍCIO NÚMERO 25:
Gratidão e prosperidade financeira

1. Ao acordar, anote em seu Caderno da Gratidão os 10 itens de hoje pelos quais é grato, sendo que dois deles devem ser de autorreconhecimento. Releia-os e diga em voz alta 3 vezes: obrigado, obrigado, obrigado.

2. Pegue sua Pedra da Gratidão e diga um motivo pelo qual é grato. Repita antes de dormir escolhendo a melhor coisa que ocorreu no dia.
3. Escolha um amigo ou conhecido e ligue para ele. Diga por que ele é significativo em sua vida e ao que você é grato.
4. Reserve alguns momentos para refletir sobre o dinheiro com o qual a vida supriu suas necessidades básicas, sem que você tivesse que se preocupar.
5. Pegue uma nota de dinheiro e cole sobre ela um papel com a seguinte frase: OBRIGADO POR TODO O DINHEIRO QUE RECEBI AO LONGO DA VIDA.
6. Coloque em sua carteira e a cada vez que precisar abri-la, segure sua nota ímã e repita a frase.
7. A cada vez que você resolver reclamar porque está faltando dinheiro, faça a seguinte pergunta a si mesmo: "Estou disposto a pagar o preço por essa reclamação?".
8. E fique ligado para agradecer porque o dinheiro começará a chegar de várias formas inesperadas em sua vida. Observe, constate e agradeça.

Dia 26

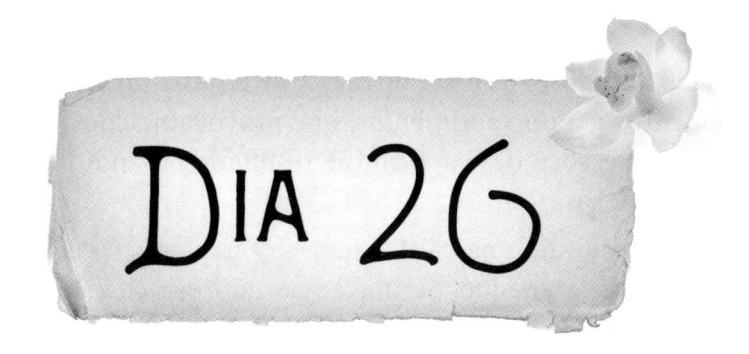

Eu tenho uma mente milionária

Em parte da minha infância e pré-adolescência eu fui gorda; cheguei a sofrer *bullying* na escola, mas naquela época a gente nem sabia o que isso significava; apenas se aguentava as piadinhas e ponto final. Depois passei pelo estirão do crescimento e emagreci. Acontece que por muitos anos precisei lutar contra uma autoestima distorcida, porque por mais que a balança e as pessoas me dissessem que eu estava magra, ainda me sentia gorda.

O mesmo ocorre com muita gente em relação às questões financeiras. É por isso que se uma pessoa ganha muito dinheiro de uma hora para outra, como no caso de um prêmio de loteria, sem estar internamente preparada, acaba perdendo tudo. O que vem fácil vai fácil. Não é isso que diz o ditado? Na realidade, o que ocorre é que aquele indivíduo ainda se sente pobre, e sua mente vai procurar uma forma de devolvê-lo à zona de conforto, que por mais absurdo que possa parecer é a condição de escassez de recursos.

Por outro lado, sabemos de casos e mais casos de milionários que perdem a fortuna e recomeçam do zero, fazendo tudo de novo. O segredo para explicar isso é que eles não perderam o ingrediente mais importante do sucesso: a mente milionária.

O seu mundo exterior é apenas um reflexo do mundo interior. Pensamentos geram sentimentos, que provocam ações, que definem resultados. Se você deseja alcançar resultados grandiosos, pense de maneira poderosa.

E o exercício de hoje vai te ajudar a fazer isso. Você vai precisar de uma folha de cheque. Se por acaso não usa cheque, procure na internet um modelo e preencha com o seu nome abaixo da linha da assinatura para caracterizar que ele é seu.

Agora você vai preencher esse cheque como se estivesse pagando algo que comprou. Mas a quantia a ser preenchida deve ser muito alta, como se você tivesse realizado uma compra realmente muito grande. Quero que você pense num valor totalmente fora da sua realidade. Por exemplo: se os seus rendimentos mensais são de três mil reais, imagine-se preenchendo um cheque de trezentos mil reais. Mas espere um pouco; não preencha já. Quando você chegar nesse número totalmente absurdo para a sua realidade de hoje, acrescente mais dois zeros na conta. Isso significa que sua compra de trezentos mil reais agora se transformou em trinta milhões de reais. Deu um nó no estômago? É inconcebível se imaginar fazendo uma compra deste tamanho e podendo preencher o cheque com tranquilidade porque o saldo existe na conta? Então agora você pode preencher. Isso mesmo. Preencha todos os campos e assine. E depois agradeça. Agradeça muitas vezes pela compra que acabou de fazer. Pode ser aquela casa em Miami, ou seu jatinho particular, que são seus, porque você acaba de preencher o cheque. Deixe a sua mente vivenciar o que você construiu na imaginação.

Em seguida, coloque em sua carteira e comece a conviver com esse cheque até que fique natural a sensação de poder usufruir de grandes quantias em sua conta. Se você não consegue construir grandes fortunas nem no campo do imaginário, jamais será capaz de fazer isso virar realidade.

E por favor, se está preocupado com o risco de alguém achar esse cheque em sua carteira e tentar descontar, responda para mim: "Que banco pagaria um cheque com esse montante ao verificar o saldo de sua conta?" Então, relaxe, você não corre risco algum e estará fazendo um bem danado no combate às suas crenças limitantes.

Meninas brincam de boneca para aprender a ser boas mães; meninos brincam de carrinho para aprender a dirigir. É hora de você brincar de milionário para mandar um sinal claro de reprogramação mental para seu subconsciente.

EXERCÍCIO NÚMERO 26:
Eu tenho uma mente milionária

1. Ao acordar, anote em seu Caderno da Gratidão os 10 itens de hoje pelos quais é grato, sendo que dois deles devem ser de autorreconhecimento. Releia-os e diga em voz alta 3 vezes: obrigado, obrigado, obrigado.
2. Pegue sua Pedra da Gratidão e diga um motivo pelo qual é grato. Repita antes de dormir escolhendo a melhor coisa que ocorreu no dia.
3. Pegue uma folha de cheque e preencha como se estivesse pagando algo que comprou. Mas a quantia deve ser muito alta, totalmente fora da sua realidade.
4. Preencha todos os campos e assine. E depois agradeça pela compra que acabou de fazer. Deixe a sua mente vivenciar o que você construiu na imaginação.
5. Em seguida, coloque em sua carteira e comece a conviver com esse cheque até que fique natural a sensação de poder usufruir de grandes quantias em sua conta.

Dia 27

A gratidão no trabalho

Costumo dizer que o local onde se trabalha é solo sagrado porque é dele que vêm os recursos para o seu sustento e de sua família, e para realização de seus sonhos em todas as áreas da vida.

Acontece que segundo pesquisas da Global Workforce Survey, realizada com 90 mil trabalhadores em 18 países, incluindo o Brasil, apenas 21% destes trabalhadores estão engajados no trabalho. A grande maioria das pessoas se arrasta todos os dias da casa para o seu ofício simplesmente porque precisa do dinheiro e não por se sentirem realmente motivadas. Por consequência surgem as reclamações, que vibram na frequência oposta da gratidão.

O exercício de hoje se aplica a qualquer trabalho e a qualquer situação, seja você empregado ou empregador, chefe ou subordinado, dono do próprio negócio, ou colaborador de alguma empresa, esteja você feliz ou não com o que faz.

Para ter sucesso ou aumentar as coisas boas relacionadas ao seu trabalho, como oportunidades, promoções, reconhecimento, dinheiro, novos clientes, expansão dos negócios, boas ideias e inspiração, é essencial que você sinta gratidão pelo que já tem.

Quando você é grato pelo seu trabalho e pelo que faz, vai trabalhar com mais prazer, o que significa que irá produzir mais, se dedicar mais, fazer as coisas com mais vontade e por consequência terá o retorno em sucesso e dinheiro.

Quanto mais grato você for pelo seu trabalho, projetos, clientes, subordinados/empregados ou colegas de trabalho, melhor o resultado. O ciclo da gratidão se encerra quando você para de agradecer e começa a reclamar ou fica preocupado e receoso.

Aprenda a amar o seu trabalho, não importa qual seja; descubra uma forma de ficar empolgado para ir trabalhar. Segunda-feira não pode ser motivo para desespero. O segredo é o seguinte: se você não se sente feliz em relação ao seu trabalho atual ou se este não é o trabalho dos seus sonhos, a forma que você tem de atrair o trabalho dos seus sonhos é sendo grato pelo que tem hoje.

Então seu exercício da gratidão de hoje será transformador. Durante todo o dia você deve fiscalizar os seus passos e sentimentos e tomar nota de todos os motivos que você tem para agradecer no trabalho. Tente encontrar a maior quantidade possível de motivos. Comece pelo fato de que você tem um trabalho, todos os benefícios, salários indiretos, comissões, os equipamentos que tem acesso e que facilitam o seu dia a dia, as pessoas com quem você trabalha e as amizades que conquistou, as pessoas que colaboram e facilitam o seu trabalho, as tarefas e aspectos que você mais gosta e na sensação maravilhosa de receber o seu pagamento ao final de um período. Anote tudo isso em seu caderno da gratidão.

No final do dia de trabalho, leia a sua lista. Se você se dedicou à tarefa, vai se surpreender com a quantidade de itens positivos que anotou e provavelmente vai se lembrar de mais alguns. Acrescente-os. Quando terminar, agradeça profundamente por tudo de bom que você tem no seu trabalho. "Obrigado, obrigado, obrigado!"

Se você trabalha em casa cuidando das tarefas do lar e dos filhos, o exercício é válido da mesma maneira. Realize-o da forma como acabei de explicar.

E se você se pegar num outro dia mais para frente reclamando, releia a sua lista para se manter conectado com o poder da gratidão.

EXERCÍCIO NÚMERO 27:
A gratidão no trabalho

1. Ao acordar, anote em seu Caderno da Gratidão os 10 itens de hoje pelos quais é grato, sendo que dois deles devem ser de autorreconhecimento. Releia-os e diga em voz alta 3 vezes: obrigado, obrigado, obrigado.
2. Pegue sua Pedra da Gratidão e diga um motivo pelo qual é grato. Repita antes de dormir escolhendo a melhor coisa que ocorreu no dia.
3. Durante todo o dia de hoje tome nota em seu caderno da gratidão de todos os motivos que você tem para agradecer no trabalho.
4. No final do dia, leia a sua lista. Se lembrar de mais alguma coisa, acrescente. Quando terminar, agradeça profundamente por tudo de bom que você tem no seu trabalho. "Obrigado, obrigado, obrigado!"
5. E se você se pegar num outro dia reclamando, releia a sua lista para se manter conectado com o poder da gratidão.

Dia 28

O jogo da apreciação

Você já reparou que nesse exato momento, à sua volta, existem inúmeros motivos pelos quais você pode ser grato? E quanto mais você conecta com a energia da gratidão, mais vibrará na frequência correta para atrair as coisas que realmente deseja em sua vida.

O exercício de hoje chama-se jogo da apreciação e você poderá realizá-lo nesse exato momento, no lugar onde estiver ou planejar um local e horário onde pretende realizá-lo.

E a sua tarefa consiste em dirigir pensamentos agradáveis para os objetos à sua volta. Comece a olhar aí perto de você até observar algo que lhe agrade. Pode ser um travesseiro, um aparelho de TV, um quadro, uma janela, uma poltrona, um vaso de flores, um armário ou qualquer outro objeto que lhe chame a atenção. Coloque seu foco nesse objeto atraente enquanto pensa o quanto ele é significativo para você, bonito ou útil. Quanto mais você se concentra nesse objetivo, mais perceberá os atributos dele. Observe seus pensamentos agradáveis e como você se sente.

A seguir, escolha outro objeto que lhe chame a atenção e repita o exercício. Quanto mais tempo você puder se concentrar em objetos que o façam sentir-se bem, mais fácil será manter a frequência vibracional elevada. Quanto mais você praticar a apreciação dos objetos à sua volta, mais se acostumará a vibrar na frequência certa, de como que nos dias que não estiver bem, saberá olhar no seu entorno e procurar pontos de ancoragem para mudar sua vibração.

Quanto mais objetos você buscar para apreciar, melhor se sentirá. E quanto melhor se sentir, mais desejará refazer o exercício, até que aprenda a olhar as coisas do cotidiano como se fossem todas especiais e capazes de mudar seu estado interno.

O ser humano se acostuma a tudo e para de perceber a beleza e o valor do que existem em seu entorno. Quando você muda de casa ou apartamento, e decora tudo com muito capricho, por um tempo é bom olhar para tudo, curtir a novidade e você se sente encantado com o que conseguiu conquistar. Mas em seguida se acostuma e as coisas passam despercebidas. Lembro-me que quanto decorei o atual apartamento onde moro, fiquei bastante satisfeita porque fiz exatamente do jeito que eu queria. Acontece que estou lá há sete anos e não percebi, mas me acostumei. Recentemente, precisei gravar uns vídeos para meus cursos online e eu estava no maior dilema de onde eu poderia fazê-lo. Eu precisava de um lugar bonito, que passasse a imagem de sucesso e fiquei recorrendo à minha memória para decidir onde fazer os vídeos. Foi então que a equipe de filmagem chegou a minha casa e eles falaram: "Marcia, vamos gravar aqui em sua casa. Esse lugar é lindo!". E eu fui pega de surpresa, até que olhei à volta, com olhos de novidade e disse: "Não é que é mesmo?". E os vídeos ficaram fabulosos!

Ao apreciar o que existe à sua volta, você se coloca em posição de receber mais coisas boas. E a sua vibração se eleva de uma forma muito intensa.

Esse exercício pode ser repetido diariamente a partir de hoje, para treinar o seu olhar para a gratidão.

EXERCÍCIO NÚMERO 28:
O jogo da apreciação

1. Ao acordar, anote em seu Caderno da Gratidão os 10 itens de hoje pelos quais é grato, sendo que dois deles devem ser de autorreconhecimento. Releia-os e diga em voz alta 3 vezes: obrigado, obrigado, obrigado.
2. Pegue sua Pedra da Gratidão e diga um motivo pelo qual é grato. Repita antes de dormir escolhendo a melhor coisa que ocorreu no dia.
3. Sua tarefa consiste em dirigir pensamentos agradáveis para os objetos à sua volta. Comece a olhar aí perto de você até observar algo que lhe agrade. Coloque seu foco nesse objeto atraente enquanto pensa o quanto ele é significativo para você, bonito ou útil. Observe seus pensamentos agradáveis e como você se sente.
4. A seguir, escolha outro objeto que lhe chame a atenção e repita o exercício. Quanto mais objetos você buscar para apreciar, melhor se sentirá.
5. Ao apreciar o que existe à sua volta, você se coloca em posição de receber mais coisas boas. E a sua vibração se eleva de uma forma muito intensa.
6. Esse exercício pode ser repetido diariamente a partir de hoje, para treinar o seu olhar para a gratidão.

Dia 29

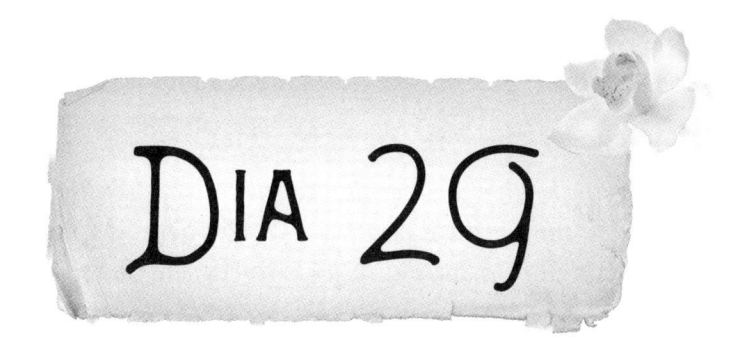

Reconhecimento do amor recebido

Hoje eu quero te fazer algumas perguntas, e você pode escolher a mesma pessoa como resposta para cada pergunta ou eleger pessoas diferentes. Sei que em muitos casos a resposta para as perguntas que vou fazer em seguida seria EU MESMO, ou seja, você foi a figura central na condução de seu destino. Mas o que eu quero que você investigue é: quem mais, além de você, foram figuras-chaves e determinantes em cada área de sua vida. Então vamos lá:

- Que pessoas tiveram influência por você ser o que é, em relação à sua formação acadêmica?
- Que pessoas influenciaram sua trajetória profissional?
- Quem o ajudou a definir os seus valores e o seu caráter?
- Quem tem papel decisivo na vida que você tem hoje?
- E na felicidade que você vive nesse momento de sua existência?

Agora peço que você preste muita atenção na história que eu vou contar.

Um jovem de nível acadêmico excelente candidatou-se à posição de gerente de uma grande empresa. Passou pelas etapas de seleção e o diretor fez a última entrevista para tomar sua decisão.

O diretor descobriu, através do currículo, que as realizações acadêmicas daquele jovem eram excelentes em todo o percurso, desde o ensino médio até a pesquisa da pós-graduação e não havia um ano em que não tivesse pontuado com nota máxima.

Na entrevista, o diretor perguntou: "Teve alguma bolsa na escola?" O jovem respondeu: "nenhuma".

"Foi o teu pai que pagou as tuas mensalidades?" O jovem informou: "O meu pai faleceu quando tinha apenas um ano; foi a minha mãe quem pagou as minhas mensalidades".

"Onde trabalha a tua mãe?". E o jovem prontamente disse: "A minha mãe lava roupa.".

O diretor pediu que o jovem lhe mostrasse as suas mãos. O jovem mostrou um par de mãos macias e perfeitas.

O diretor perguntou: "Alguma vez ajudou a tua mãe a lavar as roupas?". E o jovem sem nada entender falou: "Nunca. A minha mãe sempre quis que eu estudasse e lesse mais livros. Além disso, minha mãe lava a roupa mais depressa do que eu".

O diretor disse: "Eu tenho um pedido. Hoje, quando voltar a sua casa, vai e limpa as mãos da tua mãe, e depois volta aqui amanhã de manhã."

O jovem sentiu que a hipótese de obter o emprego era alta. Quando chegou a casa, pediu feliz à mãe que o deixasse limpar as suas mãos. A mãe achou estranho, mas estava feliz, e com um misto de sentimentos mostrou as suas mãos ao filho.

O jovem limpou lentamente as mãos da mãe. Uma lágrima escorreu-lhe enquanto o fazia. Era a primeira vez que reparava que as mãos da mãe estavam muito enrugadas e havia demasiadas contusões em suas mãos. Algumas eram tão dolorosas que a mãe se queixava enquanto o filho as limpava com água.

Esta era a primeira vez que o jovem percebia que este par de mãos que lavavam roupa todos os dias tinham-lhe pago as mensalidades. As contusões nas mãos da mãe eram o preço a pagar pela sua graduação, excelência acadêmica e o seu futuro.

Após acabar de limpar as mãos da mãe, o jovem silenciosamente lavou as roupas restantes no tanque.

Nessa noite, mãe e filho conversaram por um longo tempo.

Na manhã seguinte, o jovem foi ao gabinete do diretor.

O diretor percebeu as lágrimas nos olhos do jovem e perguntou: "Diz-me, o que fizeste e aprendeste ontem em tua casa?".

O jovem respondeu: "Eu limpei as mãos da minha mãe e ainda acabei de lavar as roupas que sobraram".

O diretor pediu: "Por favor, diz-me o que sentiu".

O jovem disse: "Primeiro, agora sei o que é dar valor. Sem a minha mãe, eu não teria sucesso hoje. Segundo, ao trabalhar e ajudar a minha mãe, só agora percebi a dificuldade e dureza que é ter algo pronto. Em terceiro, agora aprecio a importância e valor de uma relação familiar".

O diretor disse: "Isto é o que eu procuro em um gerente. Eu quero recrutar alguém que saiba apreciar ajuda, uma pessoa que conheça o sofrimento dos outros para terem as coisas feitas, e uma pessoa que não coloque o dinheiro como o seu único objetivo na vida. Está contratado".

Mais tarde, este jovem trabalhou arduamente e recebeu o respeito dos seus subordinados. Todos os empregados trabalhavam diligentemente e como equipe. O desempenho da empresa melhorou tremendamente.

Essa história nos alerta sobre a importância de estarmos atentos ao valor de quem nos ajuda e agradecer e reconhecer esse auxílio. Infelizmente, são exatamente as pessoas que mais amamos que acabamos por negligenciar.

No exercício de hoje você vai anotar frases pessoais que expressem que tipo de gratidão você possui pelas pessoas mais próximas que estão à sua volta e de que forma elas foram significativas na definição de sua formação acadêmica, trajetória profissional, valores e caráter, na vida que você tem hoje e na felicidade que você vive nesse momento de sua existência.

- Seus pais:
- Seu cônjuge ou namorado:
- Seus filhos:
- Amigos:
- Colegas de trabalho:
- Clientes:
- Vizinhos:
- Outros:

Depois de anotado, diga 3 vezes mentalizando cada uma dessas pessoas: "sou grato, sou grato, sou grato".

EXERCÍCIO NÚMERO 29:
Reconhecimento do amor recebido

1. Ao acordar, anote em seu Caderno da Gratidão os 10 itens de hoje pelos quais é grato, sendo que dois deles devem ser de autorreconhecimento. Releia-os e diga em voz alta 3 vezes: obrigado, obrigado, obrigado.
2. Pegue sua Pedra da Gratidão e diga um motivo pelo qual é grato. Repita antes de dormir escolhendo a melhor coisa que ocorreu no dia.

3. Anote frases pessoais que expressem que tipo de gratidão você possui pelas pessoas mais próximas que estão à sua volta e de que forma elas foram significativas na definição de sua formação acadêmica, trajetória profissional, valores e caráter, na vida que você tem hoje e na felicidade que você vive nesse momento de sua existência. Pense nas seguintes pessoas: seus pais, seu cônjuge ou namorado, seus filhos, amigos, colegas de trabalho, clientes, vizinhos e outros.
4. Depois de anotado, diga 3 vezes mentalizando cada uma dessas pessoas: "sou grato, sou grato, sou grato".

Dia 30

Lago ou copo

Estamos nos aproximando do final de nossa jornada e imagino que até o momento você já tenha percebido que muitas coisas mudaram em sua vida; uma série de sincronicidades começaram a acontecer e as coisas simplesmente estão dando certo. Você se sente com mais ânimo para lutar por seus objetivos e coragem para superar os desafios. Tudo parece caminhar bem e em sintonia com o Universo. Mas não se engane. Problemas também acontecem na vida de pessoas boas. E haverá os dias de tempestade. Nessas horas, é fundamental que você recorde de nossa história do capítulo que chamei de "O caminho mais poderoso de todos" e se pergunte: estou sendo lago ou copo? E o exercício de hoje vai te ajudar a compreender o quanto ser lago afeta profundamente os resultados que você alcançará em sua vida.

Pegue duas folhas de papel. Na primeira anote tudo o que você possui atualmente, tudo aquilo do que pode desfrutar como, por exemplo, saúde, uma carreira ou negócio próprio, uma casa para morar, uma família e assim por diante. Faça uma lista de, no mínimo, 20 itens. Na segunda folha escreva tudo o que você já teve e perdeu, ou que desejou ter, mas jamais conquistou, tais como: um supercarro de luxo, metade do ano de férias, uma conta bancária com um saldo tão grande que você se sente incapaz de gastar tudo e outras coisas do gênero, até completar 20 itens.

Os títulos de cada uma das folhas podem ser assim:

- O que eu tenho.
- O que eu tive e perdi ou jamais obtive.

Uma vez preenchidas as folhas, concentre-se na primeira. Releia a lista lentamente e em voz alta. Como você se sente? Que emoções o invadem após a leitura?

Agora se concentre na segunda folha. Releia cada um dos itens também em voz alta. Como você se sente agora? Que tipo de emoção foi gerada?

Possivelmente você observou que quando focalizamos nossa atenção no que possuímos e em todas as bênçãos que recebemos da vida ou conquistamos, o sentimento é de alegria e gratidão. Mas quando colocamos nosso foco no que nos falta ou no que não possuímos, no que perdemos ou no que os outros possuem e nós não, sentimos tristeza e mal-estar.

Como você é o senhor da sua história e é capaz de definir onde colocará o foco de sua atenção, escolha ser lago e não copo. Decida optar pelo sentimento de gratidão diariamente e sua vida continuará se transformando para melhor a cada dia.

EXERCÍCIO NÚMERO 30:
Lago ou copo

1. Ao acordar, anote em seu Caderno da Gratidão os 10 itens de hoje pelos quais é grato, sendo que dois deles devem ser de autorreconhecimento. Releia-os e diga em voz alta 3 vezes: obrigado, obrigado, obrigado.

2. Pegue sua Pedra da Gratidão e diga um motivo pelo qual é grato. Repita antes de dormir escolhendo a melhor coisa que ocorreu no dia.
3. Pegue duas folhas de papel. Na primeira anote 20 coisas que você possui atualmente, tudo aquilo do que pode desfrutar.
4. Na segunda folha escreva tudo o que você já teve e perdeu, ou que desejou ter, mas jamais conquistou.
5. A seguir, releia as duas listas. Como você se sente em cada uma delas? Que emoções o invadem após as leituras?
6. Você decide no que vai colocar foco. Então escolha ser lago e não copo. Decida optar pelo sentimento de gratidão diariamente e sua vida continuará se transformando para melhor a cada dia.

Dia 31

Saudade sim, tristeza não

Há alguns anos tive a oportunidade de ouvir um sermão do padre Marcelo Rossi na véspera do Dia de Finados que me tocou profundamente e aqui pouco importa qual é sua religião ou concepção de vida após a morte, mas existe uma aprendizagem bastante importante nas palavras dele. Então leia com atenção:

"Quero que todos tenham, em seus corações e suas mentes, a certeza de que, se você tem saudade, é por que viveu momentos felizes e marcantes em sua vida. Então, não sofra, não questione Deus, apenas agradeça por ter tido a chance de ter vivido instantes que jamais saíram de sua memória e, hoje, compõem a sua história.

Sei que é um tema difícil falar dos que se foram; é mexer em feridas difíceis de serem cicatrizadas. Todos nós sofremos ao perder pessoas que amamos, mas "só deixa saudade quem foi amor". Porém, por mais que tenhamos essa certeza em nossos corações, sempre dói não podermos mais ter o contato físico, as conversas e os abraços com aqueles que marcaram nossa existência. Deus determina o que iremos passar, mas somos nós que decidimos como iremos fazê-lo, por isso, afaste a tristeza do seu coração.

Quando perdemos nossos pais, parece que uma parte de nossa vida desaparece. O mesmo ocorre quando esposas perdem seus maridos, ou vice-versa, pois se perde o parceiro (a) escolhido para dividir a caminhada da vida.

Peço uma oração especial a todos que sentem uma das piores dores envolvendo perdas: pais que perderam filhos. Perder um pai ou uma mãe dói muito, mas perder um filho causa um abalo psicológico nas pessoas, que, se não cuidado com carinho, pode devastar para sempre a vida de um ser humano.

Vocês que estão devastados pela dor da perda de um ente querido, tenham calma e trabalhem esse sentimento na sua vida e na sua alma. Lembre-se que grandes provações edificam uma grande fé, não se deixe cair no fundo do poço da dor e da amargura, levante a cabeça e saiba que, se você está com saudade, é porque você viveu momentos felizes. Agradeça a Deus os momentos passados com as pessoas que amaram e não lamente sua ausência nesta vida. Sentir saudade é bom, mas sem tristeza, pois "só deixa saudade quem foi amor".

Nossas vidas são marcadas por perdas. Nada dura para sempre. O grande desafio é agradecer os instantes de felicidade que vivemos ao lado de entes queridos em vez de lamentar pelas pessoas que você não tem mais.

E essa é sua tarefa de hoje. Lembre-se das pessoas significativas que você perdeu, ou porque já morreram ou porque o tempo e a distância afastou-as de você. Procure se recordar de momentos felizes que viveu ao lado delas. Diga 3 vezes: "obrigado, obrigado, obrigado". Concentre no sentimento de saudade, gratidão e doçura. Deixe a tristeza ou a amargura irem embora como nuvens que passam no céu.

Só sente saudades quem já amou. E o amor dura para sempre, porém, com a ajuda da gratidão, você perceberá cada vez mais que em seu coração tem espaço para saudade sim, mas para tristeza não.

EXERCÍCIO NÚMERO 31:
Saudade sim, tristeza não

1. Ao acordar, anote em seu Caderno da Gratidão os 10 itens de hoje pelos quais é grato, sendo que dois deles devem ser de autorreconhecimento. Releia-os e diga em voz alta 3 vezes: obrigado, obrigado, obrigado.
2. Pegue sua Pedra da Gratidão e diga um motivo pelo qual é grato. Repita antes de dormir escolhendo a melhor coisa que ocorreu no dia.
3. Lembre-se das pessoas significativas que você perdeu, ou porque já morreram ou porque o tempo e a distância afastou-as de você.
4. Procure se recordar de momentos felizes que viveu ao lado delas. Diga 3 vezes: "obrigado, obrigado, obrigado". Concentre no sentimento de saudade, gratidão e doçura. Deixe a tristeza ou a amargura irem embora como nuvens que passam no céu.

Dia 32

A gratidão pelo amor

Dentre todas as bênçãos que recebemos da vida e pelas quais temos motivos para sermos gratos, a maior delas é a capacidade de amar e ser amado.

O amor é mais que um sentimento simples: consiste num conjunto de emoções e atitudes que as pessoas experimentam em relação aos mais diferentes objetos, ideias ou seres vivos, mas principalmente em relação a outras pessoas. Amar é mais que sentimento; implica também em comportamento ou atitudes. E por incrível que possa parecer, a capacidade de amar precisa ser desenvolvida e aperfeiçoada através de aprendizado.

Amar possui um significado tão amplo, que é praticamente impossível defini-lo claramente, mas é, sem dúvida, o sentimento mais puro e verdadeiro que o ser humano é capaz de sentir.

Amar implica em se dispor a romper barreiras que nos separam de outras pessoas, respeitando as individualidades e praticando a empatia. Manifestar amor exige coragem porque, por medo de rejeição ou não aceitação, muitas pessoas tendem a esconder seu mais puro afeto.

No exercício de hoje sua tarefa é lembrar-se de todas as pessoas que possuem algum tipo de amor em relação a você. Pense em cada uma delas e diga "Obrigado, obrigado, obrigado".

Em seguida, procure recordar quais amores passados ou impossíveis você teve. Identifique, mesmo nesses casos frustrados, motivos para ser grato pelos momentos bons que viveu ou pela oportunidade de amadurecimento.

Finalmente, tome consciência do amor que você sente por pessoas específicas HOJE e alimente uma imensa gratidão. Pense em cada uma delas e diga "Obrigado, obrigado, obrigado".

EXERCÍCIO NÚMERO 32:
A gratidão pelo amor

1. Ao acordar, anote em seu Caderno da Gratidão os 10 itens de hoje pelos quais é grato, sendo que dois deles devem ser de autorreconhecimento. Releia-os e diga em voz alta 3 vezes: obrigado, obrigado, obrigado.
2. Pegue sua Pedra da Gratidão e diga um motivo pelo qual é grato. Repita antes de dormir escolhendo a melhor coisa que ocorreu no dia.
3. Lembre-se de todas as pessoas que possuem algum tipo de amor em relação a você. Pense em cada uma delas e diga "Obrigado, obrigado, obrigado".
4. Procure recordar quais amores passados ou impossíveis você teve. Identifique, mesmo nesses casos frustrados, motivos para ser grato pelos momentos bons que viveu ou pela oportunidade de amadurecimento.
5. Tome consciência do amor que você sente por pessoas específicas HOJE e alimente uma imensa gratidão. Pense em cada uma delas e diga "Obrigado, obrigado, obrigado".

DIA 33

A Carta da Gratidão

Enfim chegamos ao último dia de nossa Jornada da Gratidão. Você fez progressos fenomenais e agora está pronto para a grande prova de fogo.

Nos exercícios anteriores você fez contato com o sentimento de gratidão nos diferentes aspectos de sua vida: profissional, relacionamentos, saúde, prosperidade financeira, lazer, entre outros. Também teve a oportunidade de perceber o quanto é grato às pessoas que passaram pela sua vida e de uma forma ou de outra foram significativas. Pensou no amor e na gratidão que sente em cada um dos casos e disse "obrigado, obrigado, obrigado".

Acontece que elas não sabem disso. Você não disse a elas o quanto é grato. E a verdadeira gratidão precisa ultrapassar os muros do seu coração e chegar até o destinatário. É isso que você fará hoje.

Anote numa folha o nome de 3 pessoas para quem você poderia escrever uma carta de gratidão e as razões para fazer isso em cada um dos casos.

Em seguida, você vai escrever a carta para cada uma dessas três pessoas significativas. Isso vai propiciar muitos efeitos positivos, tanto para você quanto para o destinatário, pois quem redige entra em contato com todos os ganhos que a relação com esta pessoa foi capaz de trazer e quem lê a carta recebe sinais de reconhecimento que fazem muito bem para a autoestima. Veja a seguir um exemplo de carta para uma amiga:

Obrigada! Obrigada por você existir! Você é uma criatura linda que Deus colocou em meu caminho. De início não entendi bem ao certo, mas hoje sei que você faz parte da minha vida simplesmente porque divide comigo todos os momentos, alegrias, tristezas, ganhos, perdas, me abraça quando preciso e me dá uma dura quando estou saindo dos trilhos.

Você é uma amiga especial, uma joia preciosa que jamais encontrarei em outro lugar. Quero guardar você sempre em meu coração; aliás, como sairá de lá se já ocupa um lugar essencial?

Amiga, você é simplesmente alguém que me ensinou a ver a vida com outros olhos, deu um rumo às minhas perturbações, encheu de alegria meus dias, me ofereceu seu ombro amigo sem pedir nada, apenas minha amizade.

Obrigada! Não tenho nada com que possa recompensar uma amizade tão linda assim. Apenas digo eu amo você e mais uma vez obrigada!

A próxima tarefa, após escrever as três cartas, você já sabe qual é. Envie para os destinatários e faça isso sem esperar resposta, agradecimento ou consideração. Faça por você e não pelo retorno que espera receber. Seu coração ficará repleto de gratidão e você terá a certeza que aprendeu a compartilhar as bênçãos que recebeu da vida.

EXERCÍCIO NÚMERO 33:
A Carta da Gratidão

1. Ao acordar, anote em seu Caderno da Gratidão os 10 itens de hoje pelos quais é grato, sendo que dois deles devem ser de autorreconhecimento. Releia-os e diga em voz alta 3 vezes: obrigado, obrigado, obrigado.
2. Pegue sua Pedra da Gratidão e diga um motivo pelo qual é grato. Repita antes de dormir, escolhendo a melhor coisa que ocorreu no dia.
3. Anote numa folha o nome de 3 pessoas para quem você poderia escrever uma carta de gratidão e as razões para fazer isso em cada um dos casos.
4. Em seguida, você vai escrever a carta para cada uma dessas três pessoas significativas.
5. Envie para os destinatários e faça isso sem esperar resposta, agradecimento ou consideração. Faça por você e não pelo retorno que espera receber.

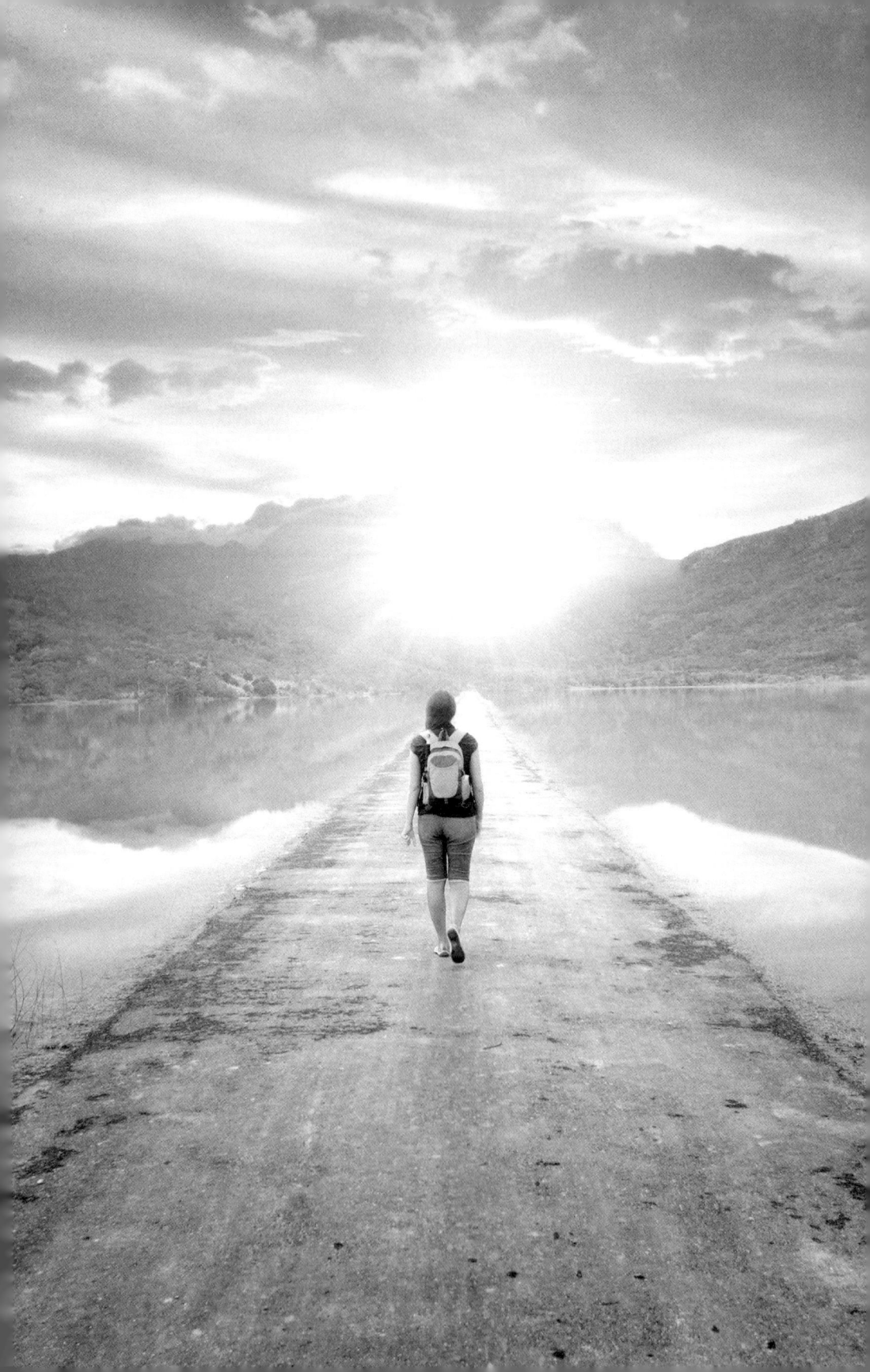

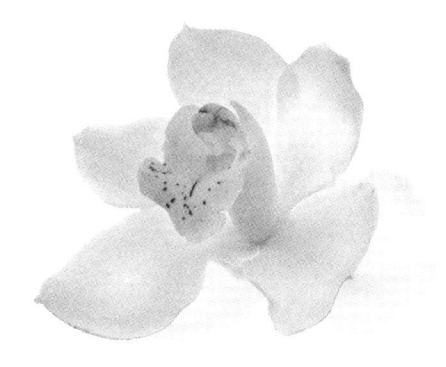

Faça da Jornada um Estilo de Vida

Parabéns! Você chegou ao final de nossa jornada; no entanto, só deve encerrá-la se perceber que o hábito da gratidão já foi incorporado à sua rotina do dia a dia. Se isso não ocorreu, recomece e repita toda a rodada mais uma vez, completando os 66 dias que a pesquisadora Jane Wardle, do University College de Londres, descobriu que são necessários para transformar um comportamento em hábito.

De hoje em diante você está preparado para conduzir sua vida com mais leveza, valorizando as coisas que são realmente importantes e vibrando na frequência certa para construir a vida que deseja e merece. É fundamental que você fique atento para continuar fazendo da gratidão seu estilo de vida e sempre que alguma área não estiver caminhando bem, observe se não está precisando de uma dose extra de gratidão e providencie o quanto antes para que as coisas voltem para o fluxo.

Lembre-se que você é uma criatura abençoada de Deus e foi feito para viver em harmonia com o Universo. Quando sentir-se fora da sintonia, respire fundo, dê um passo atrás, observe sua própria vida e veja de que forma pode mudar a sua história, modificando as posturas que vem assumindo. Junte cabeça e coração e empacote tudo com gratidão, pois isso te conduzirá por um caminho de plenitude.

Não importa que tipo de obstáculos ou sofrimento viveu no passado, nem mesmo importa se ainda existem questões a se resolver em seu presente, porque se você continuar abençoando sua vida com gratidão, eu prevejo que vai caminhar da direção de um futuro muito melhor do que aquele que tem hoje.

Quero me despedir agradecendo a você que ingressou comigo nessa abençoada jornada. Considero minha missão pessoal ajudar pessoas a se transformarem nos melhores seres humanos que derem conta de ser, e sinto-me grata pela confiança depositada em mim nesse tempo que passamos juntos, unidos por essas páginas.

Agradeço a minha audiência, que é incansável na manifestação de carinho e gratidão pelos trabalhos que eu produzo e compartilho por e-mails, posts, vídeos, palestras e artigos nas mídias sociais.

Sou grata por meus amigos e familiares, que me acompanham e amam incondicionalmente, mesmo nos dias em que não dou motivos para que façam isso.

E, finalmente, agradeço a Deus, que me chamou para uma missão tão especial e que me dá forças e inspiração para cumpri-la, me carrega no colo quando estou cansada, me perdoa quando piso na bola, me dá a liberdade de fazer escolhas e sara minhas feridas quando erro o caminho.

Definitivamente, a gratidão transforma. Transformou a minha vida e tenho certeza que continuará fazendo isso por você hoje e por todo o sempre.

Bibliografia Consultada

ADAMS, C. **Terapia da Gratidão.** São Paulo: Paulus, 2002.

BYRNE, R. **A Magia.** Rio de Janeiro: Sextante, 2015.

COVEY, S. **Os 7 hábitos das pessoas altamente eficazes.** São Paulo: Best Seller.

FRANCO, D. **Psicologia da Gratidão.** Salvador: Leal, 2011.

FRANKL, V. E. **Em Busca de Sentido.** 2. Petrópolis: Vozes, 1991.

GIMENES, B. **O Criador da Realidade.** Luz da Serra. 2010.

KELLY, M. **Os sete níveis da intimidade.** Rio de Janeiro: Sextante, 2007.

LUZ, M. **Agora é pra Valer.** São Paulo: DVS Editora, 2012.

NORVILLE, D. **De bem com a vida.** Rio de Janeiro: Ediouro, 2017

YVES, A. **Caderno de Exercícios de Gratidão.** Petrópolis: Vozes, 2015.

OUTROS LIVROS DA AUTORA:

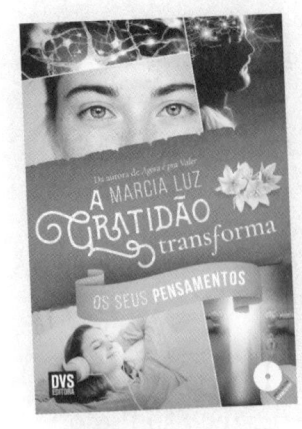

A Gratidão Transforma os seus Pensamentos + CD

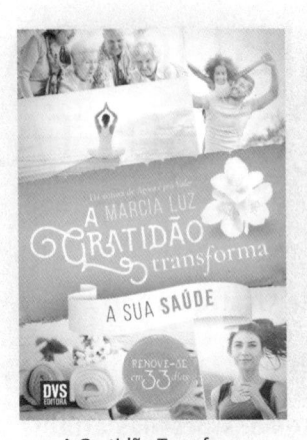

A Gratidão Transforma a sua Saúde

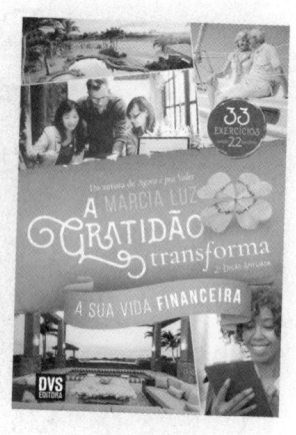

A Gratidão Transforma a sua Vida Financeira - 2 edição

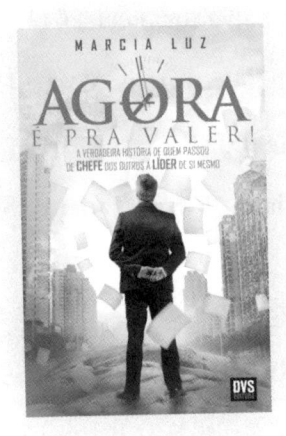

Agora é Pra Valer!

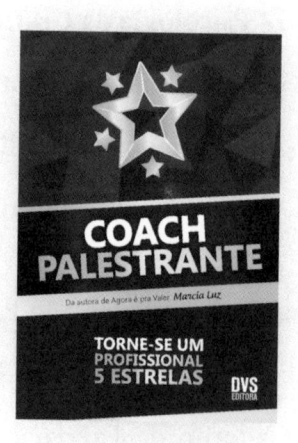

Coach Palestrante

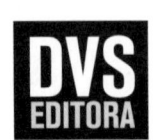

DVS EDITORA

www.dvseditora.com.br

Impressão e Acabamento | Gráfica Viena
Todo papel desta obra possui certificação FSC® do fabricante.
Produzido conforme melhores práticas de gestão ambiental (ISO 14001)
www.graficaviena.com.br